EN VÄRLD

UTAN

DOFTER

LARS LUNDQVIST

2017

ISBN: 1979235112
ISBN-13: 978-1979235112

Omslagsfoto: My Good Images/Shutterstock.com
Porträttfoto: Rolf Segerstedt

Till Elsy,
för allt hon lärt mig
om dofter

INNEHÅLL

PROLOG – FÖR DIG SOM KAN KÄNNA DOFTER

Om du var tvungen att avstå från ett av dina fem sinnen, vilket skulle du välja bort? Synen? Hörseln? Känselsinnet. Nej, det är knappast troligt. Så om valet stod mellan lukt och smak, vad skulle du då välja? De allra flesta väljer nog att avstå från luktsinnet, kanske därför att de tänker att de inte vill avstå från att känna hur maten smakar och därför att luktsinnet nog inte är så viktigt i ett modernt samhälle. Men frågan är om de verkligen förstår hur viktiga lukter och dofter egentligen är för de allra flesta.

Tänk dig att du vaknar en sommarmorgon. Du ligger kvar i sängen med stängda ögon och lyssnar på alla ljud. Genom det halvöppna fönstret hör du plötsligt en motor som låter. Först kan du inte avgöra vad det är men så inser du att det är grannen som klipper gräset med en motorgräsklippare. Du la kanske inte ens märke till den svaga doften av nyklippt gräs men den var tillräcklig för att din hjärna skulle dra rätt slutsats. I nästa stund känner du doften av kaffe och inser omedelbart att någon annan redan gått upp och börjat ordna med frukosten.

Innan du ens öppnat ögonen har ditt luktsinne gett dig

information om vad som händer i din omgivning, och inte bara vad som sker i ditt sovrum utan även sådant som sker en bit bort, som grannens gräsklippning och att någon brygger kaffe i köket. Det är luktsinnet som talar om att någon bakar, att det är vår i luften, att det nyss har regnat, att bebisen måste byta blöja, att brödet i brödrosten håller på att bli vidbränt, att grannen grillar, att det är middag på gång. Luktsinnet kan föra med sig information om sånt som händer långt bort, utom både syn- och hörhåll. Och det är faktiskt luktsinnet som har absolut störst inverkan på hur du tycker att maten smakar.

Men tänk om det inte fanns några lukter och dofter? Tänk dig återigen att du vaknar den där sommarmorgonen. Du hör motorn som brummar men det finns inga lukter som kan hjälpa dig att identifiera vad det är. Du måste stiga upp och titta ut genom fönstret för att se grannen klippa gräset. Och du får ingen förvarning om att frukosten är på gång förrän du går till köket och ser att någon har satt igång kaffebryggaren.

Försök att tänka dig världen precis så som du känner den, med allt som du är van vid, men utan dofter. Du har säkert någon gång råkat ut för att ditt luktsinne blivit kraftigt försämrat i samband med en rejäl förkylning. Då har du fått en liten aning om vad det skulle innebära att plötsligt förlora luktsinnet. Men hur skulle det vara om lukter aldrig hade existerat? Hur skulle det förändra hur du uppfattar världen runt dig, och hur skulle det påverka din vardag?

För en liten grupp människor är det så världen ser ut och fungerar. Jag är en av dessa människor. Vi föddes utan luktsinne, så i vår värld existerar överhuvudtaget inga lukter och dofter, och har aldrig gjort. Vi lever hela våra liv i denna luktfria värld, mitt ibland er, utan att ni märker att vår värld är helt annorlunda än er värld. Och ibland kolliderar våra världar, framförallt när vi måste försöka anpassa oss och våra liv till era luktregler.

I den här boken ska jag försöka beskriva min luktfria värld och hur det är att leva i en värld där alla andra uppfattar en dimension som inte existerar i min värld.

3

Del I

Jag är anosmisk!

Jag är ensam!

Låt oss ta det hela från början.

Anosmi.

Har du hört ordet förut? Förmodligen inte. Anosmi kommer av grekiskans *an* som betyder 'utan' och *osme* som betyder 'lukt'. Tillsammans betyder det "att inte ha något luktsinne". Alla vet att blind innebär att man inte kan se, och döv att man inte kan höra, men det finns inget bra vardagligt ord som betyder "att inte känna lukt". Inte ens de som har anosmi brukar veta om att det är så det heter. Jag visste inte heller, förrän alldeles nyligen.

Anosmi är en osynlig egenskap. Man märker ju ganska fort om en människa är blind eller döv, men hur ska man kunna se på någon att hon har anosmi? Det syns ju inte utanpå och märks inte på hur vi anosmiker uppför oss. En anosmiker kommunicerar som alla andra, äter samma sorts mat och fungerar till det yttre på precis samma sätt som alla andra.

Det finns två sorters anosmi: Förvärvad, alltså att man föddes med fungerande luktsinne men förlorade det någon gång i livet, och medfödd anosmi som innebär att man föddes utan luktsinne.

Jag har medfödd anosmi så för mig är det helt naturligt att ingenting någonsin luktar. Så har det alltid varit i hela mitt liv. Min värld har alltid varit helt luktfri och oftast tänker jag överhuvudtaget inte på detta med lukt.

Vad var det då som fick mig att plötsligt, vid 57 års ålder, börja leta information om anosmi och som till slut fick mig att skriva den här boken? Det var faktiskt frånvaron av en kommentar som satte igång en hel tankekedja hos mig, och som slutade med att jag satt på golvet och grät över insikten att jag faktiskt inte förstår nånting alls av det här med lukt, och aldrig har gjort.

Det som hände just den där dagen när allting började var att min fru åkte iväg över helgen för att hälsa på en släkting, medan jag stannade hemma för att ta hand om hästarna, katterna och hunden. Framåt femtiden på lördagseftermiddagen satt jag och gjorde något vid datorn när jag slogs av tanken att det var ungefär som det brukade vara de dagar jag arbetade hemifrån. Fast med en skillnad. Nu skulle inte min fru komma hem från jobbet och kommentera hur det luktade i huset. Skönt!

Va?!? Var kom den reaktionen ifrån?

Reaktionen förvånade mig, milt uttryckt. Jag hade aldrig riktigt tänkt att den typen av kommentarer berörde mig, känslomässigt, men insåg av min egen reaktion att de tydligen gjorde det, på ett sätt som jag aldrig riktigt hade förstått. Så jag började fundera igenom olika händelser i vardagen, sånt som hänt och sagts genom åren, och hur jag själv brukade hantera olika situationer. Och jag insåg då att även om min fru, mina barn, mina syskon, mina föräldrar och så vidare visste att jag inte kunde känna lukt, så hade ingen av dem förstått vad det innebär, på djupet - att lukter inte existerar överhuvudtaget i min värld. Men vad som riktigt skakade om mig var insikten att jag inte själv hade förstått.

Det slutade med att jag satt på golvet och grät. Det handlade delvis om att jag till slut erkände för mig själv att jag faktiskt inte förstod nånting alls av vad det där med lukt är, men kanske än mer om insikten att ingen annan i min omgivning kunde förstå hur det kändes att vara så totalt avskuren från en hel dimension av den värld som alla andra upplevde. Och framförallt känslan av att vara helt ensam om detta. Hur skulle andra kunna förstå nånting som jag knappt förstod själv?

Jag hade levt med detta i 57 år, men alltid bara skojat bort det, exempelvis genom att peka på fördelen av att inte störas av sånt som luktar illa. Men jag hade aldrig på allvar erkänt för mig själv att det fanns problem också, negativa sidor, och att frånvaro av luktsinne naturligtvis är ett funktionshinder. Ett handikapp.

När jag gråtit färdigt tänkte jag att det naturligtvis måste finnas fler som inte har något luktsinne. Jag kunde ju inte vara helt unik. Så jag började söka information på internet.

Jag är inte ensam!

Den första överraskningen var att det hela hade ett namn – anosmi. Nästa överraskning var att det nästan inte fanns någon information alls på svenska om medfödd anosmi. Jag tänkte att det naturligtvis borde finnas någon bok om medfödd anosmi eller något slags officiell information någonstans på internet, men jag hittade nästan ingenting på svenska. Jag hittade någon enstaka tidningsartikel om någon som hade anosmi, men det handlade oftast om någon som förlorat luktsinnet i vuxen ålder, inte om medfödd anosmi. I de få artiklarna om medfödd anosmi framställdes det dessutom oftast bara som ett intressant kuriosa. Det togs aldrig på allvar.

Så jag skrev till Socialstyrelsen och bad om information om "isolerad medfödd anosmi", alltså att man från födseln är utan luktsinne men i övrigt fullt frisk. Svaret från Socialstyrelsens 'Informationscentrum för ovanliga diagnoser' var att "vi har inget separat informationsmaterial om isolerad anosmi". Då skrev jag till Handikappförbunden, den paraply-organisation som samlar 39 av landets förbund för funktionshindrade med syfte "att vara funktionshindersrörelsens enade röst mot regering, riksdag och centrala myndigheter". Jag tänkte att de borde väl ha någon slags information om anosmi, nånting vad som helst. Men svaret jag fick var "har du sökt hos Socialstyrelsen?".

Medfödd anosmi existerar alltså inte i det officiella Sverige.

Man kan ju undra hur det kan komma sig.

Eftersom jag inte hittade någon vettig information på svenska så började jag söka information på engelska istället, och plötsligt öppnade sig en ny värld. Jag hittade massor av webbsidor om anosmi, och flera bloggar. En del aktiva och andra inaktiva. Jag hittade föreningar, mail-listor och till slut Facebook-gruppen "Congenital anosmia".

Jag minns känslan när jag gick med i gruppen. Det var första gången jag fick kontakt med andra medfödda anosmiker.

"Wow! Äntligen! Andra som förstår hur det är att ha medfödd anosmi!"

Och framförallt "Jag är inte ensam!"

Diskussionerna i gruppen har verkligen hjälpt mig i mina försök att förstå min egen anosmi. Jag fick svar på frågor, fick tips på webbsidor och artiklar om medfödd anosmi och kunde jämföra mina erfarenheter med andras.

Plötsligt hade jag någonstans att lufta mina egna tankar och funderingar om anosmi. En plats där mina upplevelser inte uppfattades som konstiga eller annorlunda utan tvärtom som helt normala. Jag läste andras inlägg, läste kommentarer, ställde egna frågor, kommenterade andras inlägg, och så vidare. Lättnaden var helt enorm. Jag var i ett lyckorus i flera dagar.

Medan jag sökte information om anosmi på internet så hade jag samtidigt börjat göra en lista över problem, nackdelar och fördelar i vardagen. Jag läste om hur smaksinnet fungerar, hur luktsinnet fungerar och om olika sorters störningar i luktsinnet. Efter ett tag började jag organisera all information mer systematiskt. Slutresultatet blev den här boken. Den blev mitt sätt att förstå och acceptera min egen anosmi, och att inse konsekvenserna av att jag har levt hela mitt liv i en luktfri värld.

Hur är det då att alltid ha levt med anosmi? Hur påverkar det min vardag? Enklaste sättet att beskriva det är att berätta om en helt vanlig dag och att visa när jag blir påmind om eller påverkad av min anosmi.

En vanlig dag

Det är en vanlig vardag i mitten av maj. Snön smälte tidigt det här året så gräset är redan grönt men björkarna har ännu inte börjat slå ut. Vårblommorna har precis börjat titta fram i rabatten bredvid verandan. Väckarklockan ringer som vanligt strax efter 6. När jag kommer ner i köket påpekar min fru att vi glömde ta ut kökssoporna kvällen innan, så det luktade lite illa i köket när hon kom ner. Jag svarar "okej" och tar med soppåsen ut till soptunnan när jag går för att hämta morgontidningen. På väg till brevlådan noterar jag att gräset och uppfarten till huset ser blöta ut. Det har tydligen regnat under natten. Tillbaka i köket tar jag fram flingor och mjölk till frukost men ser att mjölkens "bäst-före" gick ut dagen innan, så jag ber min fru lukta på mjölken för att kolla att den är okej. Efter en snabb frukost går jag till badrummet för en dusch. Min fru säger att jag borde byta duschhandduk eftersom den jag har hängande i badrummet luktar ofräscht. Jag slänger den i tvätten och hämtar en ny.

På vägen in mot stan lyssnar jag på lokalradion och har tankarna på dagens arbetsuppgifter när min fru plötsligt säger att det luktar bränt. Jag frågar om det har med bilen att göra, men eftersom lukten upphör när vi kör vidare gissar hon att vi passerade en gård där man eldade någonting.

På jobbet har vi morgonfika klockan nio. En kollega kommenterar att en odiskad matlåda från föregående dag står och luktar illa på diskbänken. Jag har naturligtvis inte märkt något men de andra grimaserar och håller med.

Till lunch har jag med en egen lunchlåda, rester från helgens middag. När jag står vid mikrovågsugnen kommenterar en kollega i förbifarten att någon tydligen ätit lax och att det stinker inte bara i mikron utan i hela pentryt. Va? Hur kan god mat stinka? För att slippa en komplicerad diskussion struntar jag i kommentaren.

Vid eftermiddagsfikat kommenterar någon att det är en konstig lukt i korridoren utanför laboratorierna. En kollega förklarar vad det är och säger att det är ofarligt.

När vi kommer hem efter arbetsdagens slut säger min fru "Lämna ytterdörren öppen en stund, det är dålig luft här inne". När jag svarar "Va?" förtydligar hon med "det luktar ofräscht".

Efter middagen är det dags att gå ner till stallet för att ta hand om våra två hästar. Det är lite småkyligt ute men dörrarna till stallet står vidöppna. En av de andra hästägarna säger att hon lämnade dörrarna öppna för att det luktade så mycket urin i stallet när hon kom dit. Min fru kommenterar lukten och undrar om inte jag känner någonting, men nej, jag känner ingenting. Luften inne i stallet känns precis som vanligt, likadan som luften utanför stallet, eller ute i trädgården, eller inne i vårt hus, eller på jobbet. Luft kan ha olika temperatur och fuktighet, men annars är det ju ingen skillnad på luft och luft.

Vi tar in hästarna, borstar av dem, sadlar och rider en sväng runt byn. Min fru säger plötsligt att det luktar rök och efter en stund ser jag en liten rökpelare. En av byborna eldar fjolårsgräs och kvistar. Vi återvänder så småningom till stallet och lämnar hästarna inne över natten.

När vi kommer hem lämnar jag stövlarna ute på bron, eftersom jag vet att min fru vill det. Hon har sagt att de luktar väldigt starkt när vi kommer tillbaka från stallet.

Precis innan jag ska gå och lägga mig kommer jag på att jag blev ganska svettig under stallpasset så jag tar en dusch innan jag lägger mig.

Min vanliga anosmiska dag är över.

Analys av dagen

Den största skillnaden mellan mig, med medfödd anosmi, och en människa med luktsinne är nog att jag aldrig spontant tänker på lukt och doft, annat än som abstrakt fenomen när någon kommenterar det. Jag vaknar ju inte på morgonen och tänker "oj, jag känner inga dofter idag heller". Tvärtom, när jag vaknar tänker jag på allt möjligt utom just lukt.

Just den här dagen var det tolv kommentarer som fick mig att tänka på detta med lukt. De handlade om soporna i köket, mjölken, duschhandduken, någonting som luktade bränt på väg till stan, en odiskad matlåda, lax som lunchlåda, lukt i korridoren, dålig luft i huset, urindoft i stallet, rökpelare i byn, lämna stövlarna ute, svettig efter ridturen.

Hur ofta jag tänker på lukt under en dag beror på omgivningen. Om ingen säger nånting om lukt under dagen så tänker jag normalt inte alls på lukt och doft. Tolv tillfällen, som det var just den här dagen, är nog lite mer än genomsnittet för en dag. Sen finns det dagar när det kommenteras hela tiden, speciellt under vår och sommar när det tydligen doftar överallt. Fast kommentarer om blommor och annat som luktar gott brukar ofta passera utan att jag ens noterar dem. Det är bara när jag måste reagera på kommentaren som jag verkligen noterar den och då handlar det nästan alltid om något som luktar illa. Att andra känner något som luktar gott påverkar inte mig.

Du kanske lade märke till att "använde deodorant" inte stod

med i listan. Använder jag inte deodorant? Jodå, men ur min synvinkel är ju deodoranten helt luktlös så den är bara en del av morgonritualen och inte något som jag associerar till lukt. Det kanske låter konstigt men "Ta fram rena kläder" och "borsta tänderna" står inte heller med i listan av samma skäl. Jag har lärt mig att kläder måste bytas, men när jag lägger gårdagens tröja i tvättkorgen så är det inte därför att den luktar svett, för det vet jag ju inte om den gör, utan därför att det är så jag har lärt mig att göra. Det är så man gör. Man tvättar kläder som man har använt.

"Vårblommor" och "regnvått gräs" fanns inte heller i listan över saker som påminde mig om lukt, av det enkla skälet att jag var ensam när jag såg dem. Ingen kommenterade hur blommorna eller gräset luktade. Jag såg visserligen blommorna och det regnvåta gräset, men jag förknippar varken blommor, regn eller gräs med lukt.

Det är egentligen ganska enkelt. Om någon kommenterar lukt, framförallt dålig lukt, så noterar jag kommentaren och tänker på lukt, men om ingen säger nånting så tänker jag sällan på lukter eller min anosmi. Och när jag tänker på lukt så tänker jag egentligen inte på själva lukterna som sådana utan på det abstrakta begreppet 'lukt'. Mjölken på morgonen är ett bra exempel. När jag såg att bäst-före-datumet passerats och bad min fru lukta på den så var det ju därför att jag ville veta om den gick att använda till flingorna och inte därför att jag undrade exakt hur den luktade.

När jag började med det här kapitlet så var planen att min fru, som har väldigt bra luktsinne, skulle beskriva samma dag ur hennes perspektiv och göra en likadan lista över alla tillfällen under dagen då hon tänkte på lukt. Det lät som en bra idé, ur mitt perspektiv. Det jag inte förstod var att luktsinnet hela tiden registrerar hur det doftar och luktar och att den som alltid har haft ett fungerande luktsinne därför sällan tänker på det. Det vore som att be en seende människa beskriva när på dagen hon tänker på att hon använder synen och att jämföra det med när en medfött blind person påminns om att hon är blind. Jag påminns ibland om att jag inte har något luktsinne, men en person som alltid har haft ett fungerande luktsinne påminns egentligen inte om dess existens, eftersom det alltid finns där. Vi lever bokstavligen i två skilda världar och de kan inte beskrivas på samma sätt.

Men hur började egentligen mitt anosmiska liv?

ATT VÄXA UPP MED ANOSMI

När jag tänker tillbaka på mina tidiga barndomsår så har jag inga minnen alls av att jag någonsin tänkte på lukt. Jag kan inte påminna mig att jag undrade vad lukt var eller att jag tänkte att jag själv saknade något. Jag minns inte ens att människor runt mig pratade om lukt till vardags. Mina föräldrar och andra vuxna nämnde antagligen lukt då och då, på samma sätt som de gjorde sen när jag var äldre. Det enda jag minns är att jag tidigt uppfattade lukt som ett slags lek, som något folk bara sa. När någon pruttade ljudligt protesterade alla runt omkring, grimaserade och visade tydligt att de tyckte att det var äckligt, och jag gjorde samma sak! Jag trodde att det var ljudet alla reagerade på så jag härmade deras beteende, utan att förstå att de andra upplevde något mer än ljudet.

När mina föräldrar läste böcker för mig så nämndes ibland lukt, men också magi, tomtar, troll, älvor och annat som inte heller existerade. I de tecknade filmer jag älskade att se var det vanligt att djur luktade på saker eller spårade någon på samma sätt som jag sett riktiga hundar och katter göra. Jag tror att jag helt enkelt accepterade att djur tycktes kunna känna lukt men såg mänskliga kommentarer om lukt som en form av lek, som fantasi, och inte att det handlade om något som verkligen existerade. Så jag hängde på och sa samma saker, trots att jag inte förstod vad de menade.

Jag minns inte exakt när jag förstod att det var något som jag inte förstod när min familj och mina kamrater pratade om pruttar, stank eller blomdoft, men jag var antagligen 10-11 år när jag till slut förstod att det fanns något man kallade lukt, att dofter fanns på riktigt och att andra kunde känna dem, på samma sätt som när hundar luktade på olika saker. Samtidigt verkade inte mitt liv påverkas av att jag inte kunde känna hur det luktade och eftersom ingen verkade märka att jag inte kunde känna hur det luktade så verkade lukt vara betydelselöst. Men jag minns två tillfällen när de vuxna borde ha reagerat och undrat jag varför jag reagerade så oväntat och annorlunda.

Det första tillfället var en vanlig eftermiddag när jag var sju eller åtta år. Jag var ute och lekte med grannflickan, min bästa kompis just då, när hennes mamma ropade in henne för att äta middag. Jag bestämde mig för att vänta ute tills hon ätit klart så vi kunde fortsätta leka efteråt. När vi hade lekt några timmar till sa vi till sist "Hejdå" och gick hem, var och en till sig. När jag kom hem var min mamma arg därför att jag återigen hade glömt att komma in för att äta middag. Hon var trött på att alltid behöva påminna mig om att jag måste äta. Blev jag aldrig hungrig? Tänkte jag inte på mat när mina kamrater gick hem för att äta? Kände jag inte att det luktade mat? Jag svarade "Nej" på alla frågorna. För att lära mig att komma ihåg middagstiden i fortsättningen så vägrade min mamma att värma middagsmaten igen, så jag fick äta den kall. Jag minns att jag tyckte att det var rättvist men också att det inte spelade någon större roll. Maten smakade ju ungefär likadant varm som kall. Jag minns också att min mamma blev förvånad över att jag åt den kalla maten med lika god aptit som om den varit varm.

Det andra tillfället utspelade sig på sommarlovet på mina morföräldrars gård uppe i Västerbotten. Vi var ganska många barn där – jag, mina syskon och flera ungefär jämnåriga kusiner. En dag skulle de vuxna äta surströmming. Fiskarna har en ganska salt och syrlig smak men framförallt luktar de starkt. Väldigt starkt! Många upplever lukten som frånstötande, eller direkt äcklig, och den jämförs ibland med lukten av rutten fisk. Barn tycks oftast reagera starkare än vuxna på lukten och mycket riktigt så försvann alla de andra barnen utomhus när surströmmingen dukades fram, men inte jag. Jag stannade kvar och åt av surströmmingen och tyckte verkligen om den. När de vuxna frågade om jag inte tyckte att den luktade fruktansvärt illa så svarade jag "Nej". När jag nu tänker tillbaka kan jag inte låta bli att undra varför ingen vuxen reagerade tillräckligt för att upprepa frågan och försökte förstå varför jag reagerade så annorlunda jämfört med de andra barnen.

Jag minns att jag inte alls förstod vad de pratade om men jag var fortfarande för ung för att förstå att alla andra hade ett sinne som jag saknade.

När jag var elva år flyttade min familj. Det betydde ny skola och nya kamrater. Vid det laget tror jag att jag visste att det fanns något som kallades lukt och att andra kunde känna hur det luktade. Men jag minns inte att jag brukade tänka på det. Andra nämnde lukt då och då men eftersom lukterna inte existerade för mig så spelade de ingen roll, så varför bry sig?

Jag fick en ny bästa kompis, en pojke som bodde i grannhuset. Vi lekte varje dag, oftast utomhus där vi spelade fotboll, hockey på gatan, eller lekte i den intilliggande skogen. Men vi lekte också mycket inomhus i mitt rum. Efteråt, när han hade gått hem, kom min mamma ofta in och öppnade fönstret en stund och sa att det luktade "unga pojkar" där inne och att hon tyckte att vi borde leka mer utomhus. Jag minns att jag inte alls förstod vad hon menade, särskilt som hon sa det på ett sätt som antydde att det var min kamrat som orsakade lukten. Hon vädrade ju inte när jag sovit där hela nätterna.

Ett annat minne är från de tidiga tonåren då min mamma tyckte att jag skulle börja använda deodorant. Såvitt jag minns så sa jag bara "Okej" eftersom jag redan visste från reklamfilmer att vuxna använde deodorant. Jag accepterade det som en naturlig del av att växa upp och minns inte att jag funderade över varför. Det var bara ännu en av dessa obegripliga saker som vuxna gjorde.

Jag insåg gradvis att jag inte kunde känna lukt men eftersom jag inte förstod vad det spelade för roll så tänkte jag inte på det. Mitt huvud var fullt av så många andra tankar som handlade om sånt som existerade och spelade roll i mitt liv. Det tog därför flera år innan jag förstod att mina föräldrar inte visste om att jag hade medfödd anosmi. Så en dag berättade jag för dem.

Jag är anosmiker

Som barn uppfattar man ju sina föräldrar som allvetande, så det var inte förrän jag var 14-15 år som jag en kväll tog upp det med dem. De blev förvånade, milt uttryckt, och trodde mig knappt. När jag framhärdade så hävdade de att det måste varit något som hänt nyligen i såna fall. Nog borde de väl som föräldrar ha märkt om deras son inte reagerade på dofter? Fast det är inte så konstigt att de inte märkte något. Anosmi var ett helt okänt fenomen på den tiden. Faktum är att det även idag är ett i stort sett okänt fenomen som det inte pratas om ens inom barnhälsovården.

Min historia är inte unik på något sätt. Tvärtom! Nästan alla anosmiker jag har varit i kontakt med berättar en liknande historia. Som litet barn lär man sig att spela med i det sociala spelet när omgivningen pratar om doft och lukt, som ett slags lek, utan att förstå att för de andra är det inte en lek utan på riktigt. Ett typiskt exempel är prat om mat. Mitt smaksinne fungerar alldeles utmärkt så jag har alltid känt smaken på maten, men som barn förstod jag inte att jag inte kände samma smak som de andra vid bordet. Numera förstår jag att mina preferenser när det gäller mat delvis påverkas av min anosmi, men samtidigt finns det ju stora skillnader mellan vilken mat människor gillar och ogillar även om de har ett fungerande luktsinne, så mina matvanor var aldrig någon bra indikator på att jag var född med anosmi.

Ett barn kan ju inte förstå att andra uppfattar världen på ett annat sätt, framförallt när varken föräldrar eller andra vuxna märker att nånting är annorlunda. Det krävs en viss mognad och förmåga till abstrakt tänkande för att kunna förstå hur andra människor fungerar. Dessutom pratas det aldrig om anosmi så barnet vet förmodligen inte ens om att anosmi existerar.

Barn lär sig tidigt att människor kan vara blinda eller döva, genom sagor, barnböcker och vuxnas berättelser, men även genom vårt vardagliga språk. När någon i familjen letar efter en sak men inte hittar den, trots att den kanske ligger helt synlig, så kan ett syskon eller förälder säga "Den ligger ju här, är du blind?". Eller när någon frågar ett barn något men inte får svar kanske frågan följs av kommentaren "Hallå, hör du inte vad jag säger, är du döv?". Både blind och döv används dessutom som en metafor. Man kan vara blind för en företeelse eller döv för kritik. Men varken luktsinnet eller anosmi används på det sättet i språket. Anosmi är ett osynligt och okänt funktionshinder som det aldrig pratas om. Om de vuxna runt barnet inte märker nånting så dröjer det därför ofta tills barnet är omkring 8-10 år innan det själv börjar förstå att något är annorlunda.

Ibland tänker anosmikern att detta med att känna lukt är något man måste lära sig, träna på, ungefär som att lära sig cykla. Men eftersom alla kompisar tycks ha lärt sig att känna lukt för länge sen så verkar man ju lite konstig om man avslöjar att man ännu inte har lärt sig det. Så anosmikern säger inget utan försöker träna på egen hand, tills det en dag blir helt uppenbart att det inte fungerar.

Så vad hände när jag hade berättat för mina föräldrar att jag hade anosmi? I grund och botten ingenting. Min mamma föreslog att jag borde låta en läkare undersöka mig. Det kanske bara var någon liten justering som behövde göras, som att avlägsna polyper, och sen skulle jag få tillbaka luktsinnet. Jag sa nej eftersom det inte fanns något att få tillbaka. Lukter existerade inte. Hur kunde en läkare ändra på det? Jag tror inte att mina föräldrar förstod att min anosmi var medfödd, att jag var född såhär och att mitt "tillstånd" var helt normalt för mig.

Jag har läst och hört många berättelser om medfödda anosmiker som gått till läkare för att få veta orsaken till anosmin. Ibland hittar man en förklaring till anosmin, men ofta hittar man inget fel. När det är ett barn som blivit undersökt har det ibland hänt att läkaren rentav ifrågasatt anosmin och hävdat att barnets luktsinne egentligen fungerar som det ska, men att barnet helt enkelt inte anstränger sig tillräckligt, eller bara låtsas. Läkaren bekräftar därmed anosmikerns tankar om att det är något som hon gör fel.

När jag var nitton flyttade jag hemifrån för att studera på Skogshögskolan. Mina dagar fylldes av studier, fester, jakt och socialt liv. Vid det här laget visste jag att jag inte hade något luktsinne men när någon ville höra min åsikt om något som hade med lukt att göra gav jag bara vaga och undvikande svar. Vid några få tillfällen nämnde jag att jag inte hade något luktsinne men den enda reaktionen var att jag fick några, ur min synvinkel, irrelevanta frågor och fem minuter senare had alla glömt det hela och frågade mig igen om något som luktade. Så jag slutade berätta om min anosmi och gjorde istället mitt bästa för att glömma bort den även för egen del. Såvitt jag vet var det ingen av mina studiekamrater som visste att jag är anosmisk, och de vet de knappast idag heller.

När jag tänker tillbaka kan jag se att jag gick igenom tre olika faser. Som barn visste jag inte att lukt eller luktsinne existerade så jag tänkte aldrig på det. När jag var 10-11 år insåg jag att andra hade ett sinne som jag saknade men jag förstod inte konsekvenserna eller hur anosmin påverkade mig, så jag tänkte fortfarande inte på den. Men när jag flyttade hemifrån för att studera så hamnade jag plötsligt i situationer där jag förväntades kommentera hur det luktade eller svara på frågor om lukt. Eftersom jag inte förstod min anosmi eller visste hur jag skulle hantera den så gav jag undvikande svar och kommentarer och försökte tänka på lukter så lite som möjligt.

Sett i backspegeln kan jag konstatera att min taktik lyckades, på sätt och vis. Den gjorde det möjligt för mig att leva i väldigt många år utan att behöva ta itu med min anosmi. Samtidigt kan jag förundras över att ingen märkte att jag var anosmisk. Det kan väl inte vara så svårt att upptäcka?

Är ditt barn anosmiskt?

Det tar ofta ganska många år innan ett barn med anosmi förstår att hon är annorlunda, att hon saknar ett sinne som alla andra människor har. Med tanke på hur väl utbyggd barnhälsovården är i Sverige, där alla barn regelbundet kontrolleras medicinskt under uppväxten, så är det minst sagt märkligt att anosmi inte upptäcks på ett tidigt stadium. Skälet är naturligtvis att man inte testar luktsinnet på barn och inte heller ställer frågor till föräldrarna som skulle kunna hjälpa till att upptäcka det. Man testar syn, hörsel och motorik, men inte lukt och smak. Det är som om lukt och smak inte hör samman med hälsotillståndet hos ett barn, som om det vore ointressant om barnet har fungerande luktsinne eller ej. Om man vet vilka tecken man ska titta efter så är det ganska enkelt att upptäcka anosmi hos små barn.

Den absolut tydligaste signalen att ens barn är anosmiker är en *indirekt* signal – frånvaron av spontana kommentarer om lukt. Ett barn med anosmi lär sig tidigt att leka "luktleken", att spela med i det sociala spelet och att svara "rätt" på kommentarer om lukt. Men ett barn utan luktsinne kommer aldrig själv spontant kommentera hur det luktar. Ett barn med anosmi kan av förklarliga skäl aldrig komma med den första kommentaren om att något luktar.

Det finns ett antal föräldrar till barn med anosmi i Facebook-gruppen *Congenital anosmia*. På frågan hur de upptäckte att deras barn var anosmiker så var det vanligaste svaret just frånvaron av spontana kommentarer. Det näst vanligaste svaret var att barnen gav svävande eller undvikande svar på direkta frågor om lukt.

En mamma berättade hur hennes dotter en dag kom hem från skolan med en apelsin smyckad med kryddnejlikor. Hon visade upp den för sin mamma och sa att visst såg den rolig och fin ut? "Visst, och den luktar ju så gott, eller hur?" sa mamman. "Ja, den luktar friskt!" svarade dottern. När mamman jämförde doften med något annat så svarade dottern att ja, det luktade också friskt. Allting brukade ju lukta friskt. Mamman började då ana oråd och frågade dottern om hon aldrig kände något som luktade illa, eller om hon kunde känna på doften vad det skulle bli för mat till middag när hon kom hem från skolan. Dottern såg förvånad och helt oförstående ut. Hon förstod inte vad mamman menade. Hur skulle hon kunna veta vad det skulle bli för mat till middag innan hon hade sett maten?

Det behöver inte alltid vara verbala kommentarer. Även små barn reagerar på sånt som de tycker luktar illa och visar det väldigt tydligt med grimaser och kroppsspråk och så fort barnen kan prata så börjar de kommentera sånt som luktar. När jag själv fick barn så noterade jag tidigt att de reagerade på dofter, sniffade på maten, och kommenterade när något luktade illa, nästan innan de kunde prata. Men att jag lade märke till detta påverkades antagligen av att jag visste att man kan sakna luktsinne. Om man aldrig ens tänker den tanken så märker man naturligtvis ingenting. För det handlar bara om att vara observant. Jag kan ge ett exempel på hur fel det kan bli, trots att signalerna finns där.

Det var en kväll när jag var 11 eller 12 år. Jag skulle kvällsfika te och rostat bröd medan mina föräldrar gick ut på en kort kvällspromenad. TV:n var på i vardagsrummet som låg alldeles intill köket. Brödrosten var av en gammal helt manuell sort, så man var tvungen att själv hålla koll på bröden och mata ut dem när de var färdiga. Precis när jag hade stoppat två skivor i brödrosten så hörde jag att det var något intressant på TV, så jag gick in för att titta, bara en liten stund medan bröden rostades. TV:n stod så att jag hade ryggen mot dörren in till köket. Det måste ha varit något väldigt intressant på TV för jag blev kvar i vardagsrummet längre än jag tänkt. När mina föräldrar närmade sig huset såg de genom de stora panoramafönstren hur jag satt på golvet framför TV:n, helt koncentrerad på det som visades där, och ovanför mig spred sig mörk rök. Så fort mina föräldrar kom in i huset skrek de åt mig att stänga brödrosten. Jag skyndade in i köket och slet ur väggkontakten till brödrosten, och noterade samtidigt att det var rök uppe under taket i köket. Det som var kvar av brödbitarna glödde ungefär som grillkol, så det var väl bara ren tur att de inte fattat eld.

Den första frågan mina föräldrar ställde till mig var ett upprört "Kände du inte att det luktade rök???" och såvitt jag minns svarade jag bara "Nej", för så var det ju. Jag minns att mina föräldrar var ganska arga över att jag glömt bröden i brödrosten och samtidigt förvånade över att jag inte känt röklukten. I diskussionen efteråt föreslogs olika förklaringar, som att jag suttit på golvet och röken låg i taket, eller att jag varit så helt fokuserad på TV:n, men ingen föreslog alternativet att jag inte hade känt röklukten därför att jag inte kunde.

Min historia är inte unik. Flera anosmiker har berättat exakt samma historia, om bröd som förkolnat eller fattat eld när de glömts i brödrosten. Och precis som i mitt fall så har ingen i omgivningen ens tänkt tanken att frånvaro av luktsinne skulle kunna vara förklaringen till att det kunde ske.

* * *

Förutom detta med frånvaro av spontana kommentarer om lukt så finns det ett annat väldigt tydligt tecken: Hur barnet reagerar när andra kommenterar lukt, framförallt när det luktar illa. Eftersom barnet inte vet vad det är som kommenteras så reagerar barnet ofta inte alls. För ett barn med anosmi är det ju bara ord utan någon riktig betydelse. Ett tydligt exempel är när en vuxen och ett barn kommer in i ett rum där något luktar väldigt starkt. När den vuxne kommenterar lukten så kommer det som en fullständig överraskning för barnet. En naturlig reaktion från den vuxne är då att fråga "Känner du inte hur det luktar?". Om barnet då svarar "Nej" så skulle jag själv dra slutsatsen att det kanske är så att barnet faktiskt inte kan känna lukt, överhuvudtaget.

Jag har själv har fått den frågan många gånger även som vuxen: "Känner du hur det luktar...", och har sanningsenligt svarat "Nej". Trots det så har jag nästan aldrig fått den naturliga följdfrågan, "Du kanske inte kan känna lukt?".

Om man nu misstänker att ens barn har anosmi, vad ska man då göra?

HUR KAN DU VETA SÄKERT?

Om du misstänker att ditt barn saknar luktsinne, vad kan du då göra för att bli säker? Det enklaste sättet är naturligtvis att helt enkelt fråga barnet, som mamman gjorde när dottern kom hem med den luktande apelsinen. Nästa steg är att testa luktsinnet på något sätt.

Det vanligaste testet är att låta barnet lukta på olika ämnen och be henne identifiera vad det är. Kom då bara ihåg att om barnet verkligen har medfödd anosmi så kommer hon inte förstå vad testet går ut på. Om testet görs som ett blindtest, med förbundna ögon, så kommer ett barn med anosmi inte ens veta om att man håller fram något som hon ska lukta på och ännu mindre kunna identifiera det. Därför är det viktigt att man som förälder är väldigt tydlig med att det är helt okej att inte förstå och att inte kunna känna lukt. För att undvika missförstånd är det dessutom viktigt att välja ämnen och föremål som har en tydlig doft men som inte utsöndrar ämnen som aktiverar trillingnervens receptorer. Kaffe, blommor och vitlök är bra doftkällor medan exempelvis ammoniak, mentol, kamfer och ättika är direkt olämpliga eftersom de kan registreras av trillingnerven även hos den som har anosmi.

Om man nu tycker sig ha konstaterat att ens barn inte alls reagerar på lukt och inte har något luktsinne, vad är då nästa steg? Ska man uppsöka en öron-näsa-hals-klinik inom sjukvården för att få det hela bekräftat med modern teknik? Det finns skäl som talar både för och emot.

Ett skäl som talar emot ett tidigt läkarbesök är att för den som har medfödd anosmi, som fötts utan luktsinne finns det inget man kan göra åt det hela. Ett besök på en öron-näsa-hals-klinik kan i bästa fall tala om orsaken men i sämsta fall bara göra det hela ännu mer förvirrat för barnet. Kunskapen om anosmi är generellt sett så låg inom svensk sjukvård att sannolikheten att man som förälder eller barn ska få relevanta svar och råd är extremt liten. Av det skälet kan man gott vänta tills dess att barnet en dag själv börjar fråga "varför..?".

När jag diskuterat detta med att utreda orsaken till anosmin med andra anosmiker och med föräldrar till barn med anosmi så har jag fått känslan att det oftast är viktigare för föräldrarna än för barnet att få orsaken klarlagd. Vid 8-10 års ålder vet de flesta anosmiska barn att de saknar en förmåga som andra har, och för de allra flesta är detta helt okomplicerat. De har ju inget annat att jämföra med, och det allra mesta i livet flyter ju på som vanligt, utan att någon i omgivningen märker något.

Men det finns ett skäl som talar för att uppsöka läkare. Medfödd anosmi är ibland ett symptom på någon underliggande, allvarligare åkomma. Ett exempel är Kallmanns syndrom, som är en medfödd hormonbrist som leder till utebliven pubertet. Om den upptäcks i tid så kan barnet behandlas och tack vare det få en normal könsutveckling. I det fallet fungerar alltså anosmin som en varningsklocka för något annat, och det kan därför vara klokt att uppsöka läkare när barnet närmar sig puberteten.

Även om man inte uppsöker läkare eller öron-näsa-hals-klinik så är det naturligtvis en fördel ur barnets synvinkel att föräldrarna vet om att deras barn har medfödd anosmi. Om människor i min omgivning tidigt hade förstått att jag inte kunde känna lukt så hade de kunnat hjälpa mig att själv förstå det, och dessutom hjälpa mig med det jag inte själv klarade av.

Men hur blir det när det är en förälder som är anosmisk och inte barnet?

37

Att vara anosmisk förälder

Föräldraskap tillhör de ämnen som ofta diskuteras i vår Facebook-grupp och som ofta bekymrar anosmiker. Blivande föräldrar uttrycker ofta oro när de väntar sitt första barn, oroliga att anosmin ska skapa problem. När jag tänker tillbaka på tiden när vi väntade vårt första barn kan jag inte påminna mig att jag kände någon sådan oro och inte heller att min anosmi var ett problem när vår son hade fötts.

Ett vanligt orosmoln när man har en liten bebis är, naturligtvis, hur man ska veta när det är dags att byta blöja. Jag antar att den som kan känna lukt använder just lukten som en av signalerna men det är inte den enda. Barnets ansiktsuttryck och den ökade vikten på blöjan är två andra signaler. För att vara säker kan man kika in i blöjan och det gör även många som kan känna lukt. Själv använde jag ofta den väldigt säkra metoden att helt enkelt sticka in ett finger och känna efter på insidan av blöjan. Det kanske låter äckligt men det är det inte. Bajset hos ett litet barn som lever på bröstmjölk ser ut och känns ungefär som senap och det är helt luktfritt. Åtminstone för mig. För en gångs skull hade jag en fördel av min anosmi. Jag gissar att många föräldrar som kan känna lukt skulle tycka att en blöja som vore luktfri även när den är full skulle vara en fantastisk produkt, åtminstone när man ska byta blöja. För mig har det ju alltid varit på det viset så att byta blöjor bekymrade mig aldrig det minsta. Men det fanns tillfällen när min anosmi verkligen kom till nytta, även om jag inte tänkte på det just när det hände.

När våra barn började på dagis och mötte en massa andra barn så blev de samtidigt exponerade för nya bakterier och virus, så det var knappast förvånande att de blev sjuka då och då. Förkylningar var nog det vanligaste men det som verkligen skapade problem var magsjuka. Två typiska symptom är kräkningar och diarré och en människa som kan känna lukt uppfattar normalt båda delar som väldigt otrevliga, för att uttrycka det försiktigt. Min fru har ett väldigt känsligt luktsinne och drabbas i värsta fall av liknande symptom bara av att känna lukten. Men in på scenen kommer då den anosmiske maken som en superhjälte.

Jag minns speciellt en natt när vår son var omkring 4-5 år. Han mådde riktigt dåligt en kväll så han fick sova i vår säng, med en hink nära till hands. Vid midnatt vaknade han. Jag hjälpte honom att kräkas i hinken, tröstade och fick honom att somna om, jag gick upp för att tömma och rengöra hinken och kunde sen slumra tills det var dags igen. Proceduren upprepades ungefär en gång i timmen under resten av natten men vid 5-tiden på morgonen lugnade allt ner sig och vi kunde båda sova ordentligt. Min fru hade flyttat till ett annat rum när allting började eftersom hon visste att hon inte skulle vara till någon hjälp. På det viset var hon utvilad när det blev morgon och jag kunde få sova några extra timmar.

När barnen är sjuka kan alltså en förälder med anosmi vara en verklig tillgång. Men inte när barnen kommer hem med en doftande sak de tillverkat i skolan eller på dagis. Jag minns fortfarande första gången min son kom hem och visade upp något han tillverkat på dagis. Jag tittade på den och sa något i stil med "Vad fin, vad duktig du är", sådär som föräldrar gör. Han tittade på mig lite förvirrat och sa "Du ska ju lukta på den!". Jag förklarade att jag inte kunde känna lukt. Han såg förvånad ut och frågade om jag inte kände några lukter alls. När jag sa nej så funderade han några sekunder och sa sen bara "Okej" och så var det klart.

Båda mina barn lärde sig tidigt att jag inte kunde känna lukt och för dem var det bara så det var. Det var inget konstigt eller märkligt med det. Men även om de inte tyckte att min anosmi var konstig, även om de visste att jag hade anosmi, så hände det att de glömde bort det. Det hände att min dotter bakade en kaka eller köpte en väldoftande tvål och sedan höll fram så att jag skulle känna hur gott den doftade. Precis då kom hon ihåg att jag inte kunde känna doften men eftersom min anosmi var så självklar för båda mina barn så blev sådana situationer aldrig pinsamma eller obekväma.

Sen blev de tonåringar.

Jag har hört flera föräldrar med anosmi som var bekymrade över tonårstiden och speciellt droger och jag kan förstå dem. På grund av min anosmi kunde jag ju omöjligt känna om mina tonåringar luktade alkohol eller någon annan drog. Men jag hade tur. Jag hade ju en fru som kunde känna lukt och som dessutom på grund av sitt arbete var väl insatt i detta med ungdomar och droger. Och våra barn visste att hon visste. Så vi hade tur och hade aldrig några allvarliga problem under tonåren.

Att ha barn som kunde känna lukt gav mig dessutom nya perspektiv på frågan "Vad är lukt?".

KOMMENTARER OM LUKT

Luktsinnet är väldigt speciellt, har jag förstått. Det skiljer sig markant från syn och smak på det viset att det aldrig går att stänga av. Det är hela tiden aktivt, fast lite diskret i bakgrunden, utan att människor medvetet tänker på det. Om jag inte äter så känner jag ingen smak, och om jag blundar så kan hjärnan vila från synintryck. Men luktsinnet verkar aldrig vila. På det viset påminner det om hörseln, men ljud verkar inte påverka människor på samma sätt som lukter och dofter. Människor kommenterar ofta dofter och lukter i sin omgivning, och ofta verkar de inte vara medvetna om att de gör det. Oftast är det varken frågor eller svar utan bara allmänna kommentarer utan någon tydlig mottagare. Och ofta innebär kommentaren en värderande bedömning av rummet som personen kommer in i, eller av en person som man möter.

För mig som har anosmi blir alla dessa kommentarer väldigt påträngande eftersom de tvingar mig att aktivt tänka på detta med lukt. Jag tänker ju aldrig på att jag ser och hör eller känner smak, men jag tvingas ideligen tänka på lukt, trots att jag inte vet vad det är, eftersom det uppenbarligen är så viktigt för alla andra.

Det faktum att luktsinnet inte går att stänga av för den som kan känna lukt gör att även de allra närmaste, som föräldrar, syskon, partners och barn, då och då glömmer bort att jag inte kan känna lukt. Ett vanligt scenario är när någon spontant vill dela med sig av det de känner:

"Åh, vilken god doft, känn..!" säger personen och håller fram blomman, tvålen eller vad det nu är som luktar, under min näsa. Eller motsatsen:

"Blääh, den här xxx luktar verkligen illa" och så håller de ut föremålet på rak arm mot mig för att jag ska känna stanken. När jag svarar med ett intetsägande "Jaha..?" så inser de sitt misstag och försöker då ofta rädda situationen med en kommentar i stil med:

"Ja, du vet, den luktar ungefär som ..." och så jämför man med ... en annan lukt!

Jag tycker att det är lite komiskt att när andra ska försöka beskriva en lukt för mig så relaterar man nästan alltid till en annan lukt. När de inser att det inte fungerar så jämför de istället med smak.

"Det luktar ungefär som en blandning av ..." och så kommer det exempel på mat eller kryddor eller nånting annat.

Även om jag skulle kunna tänka mig hur en sådan kombination skulle smaka tillsammans så kan jag faktiskt inte översätta det till något annat än just smak. Liknelsen att det luktar ungefär som det smakar, fast man känner det med näsan istället för med munnen, kanske är rimlig för den som kan känna både lukt och smak, men för mig är den fullständigt obegriplig. Jag kan överhuvudtaget inte förstå hur jag ska kunna känna smaken någon annanstans än där maten är, alltså i munnen, och kan därför inte koppla ihop näsan med smak. Tanken att stoppa in maten i näsan hjälper mig inte att förstå vad lukt är. Dessutom är de smaker de jämför med oftast helt okända för mig eftersom det de uppfattar som smak oftast är en arom dominerad av lukt. Så även då jämför de i realiteten med en annan lukt.

Jag kan fundera över hur det skulle kunna kännas att känna

lukt, från en rent intellektuell filosofisk synvinkel, men i realiteten har jag ingen aning om hur det känns. För mig är att känna lukt lika overkligt som att ha röntgensyn, att vara telepatisk eller att kunna känna styrka och riktning på magnetfält. Sådant finns i sagor, serietidningar eller science-fiction-litteratur, men inte på riktigt.

En vanlig kommentar är: "Visst måste du sakna att inte känna lukt?" För mig är den frågan lika märklig som om jag skulle fråga tillbaka: "Visst måste du sakna att inte vara telepatisk?" eller "Saknar du att inte kunna känna magnetfält?". Nej, jag saknar inte något som inte existerar, åtminstone inte i min värld.

Jag går inte omkring till vardags och tänker på vilka dofter som kan finnas just där jag är och som jag inte kan känna. Inte ens nu när jag sitter och skriver om luktsinnet tänker jag på dofter eftersom för mig existerar de inte. För mig är dofter bara ord, något som man skriver i texter eller pratar om. När någon kommenterar hur gott en blomma luktar så hör jag kommentaren, men den betyder ingenting för mig. Det är bara ord.

Detta att lukter inte existerar i min värld skapar ibland situationer och ögonblick som är ganska absurda.

DEN MÄRKLIGA LUKTVÄRLDEN

Några dagar innan jag skrev detta pratade de på lokalradion om hur man kunde göra lavendelpåsar att lägga i linneskåpet, alltså små tygpåsar fyllda med små kvistar av lavendel. Jag var tvungen att fråga min fru vad de pratade om. Varför skulle man lägga lavendel i garderoben? De som pratade på radion förutsatte att alla lyssnare visste att lavendel luktar gott och att en liten mängd räcker för att sprida väldoft i ett linneskåp. När jag fick den förklaringen kom jag plötsligt ihåg att jag som barn ibland såg sådana tygpåsar hemma hos mina föräldrar, men jag förstod aldrig varför de låg där.

En verkligt absurd upplevelse för en anosmiker är butiker som säljer parfym och liknande. Det är en helt obegriplig företeelse för mig. En hel butik full av små burkar och flaskor med färgade vätskor som kunder öppnar och håller under näsan, eller doppar små pappersstickor i och sen viftar med under näsan. För mig är ju den färgade vätskan i burkarna och flaskorna inget annat än precis det: färgad vätska. Ibland ska någon ur personalen hjälpa min fru och av ren artighet erbjuder de även mig att lukta på proverna. Jag låtsas ofta lukta, bara för att inte verka oartig. En annan anosmiker berättade om hur hon i en liknande situation sa att hon inte kunde känna lukt. Hon fick då en utskällning av expediten som sa att om kunden inte tyckte om doften så behövde hon bara säga det, istället för att hitta på någon konstig ursäkt.

En del av flaskorna och burkarna innehåller uppenbarligen ämnen som aktiverar trillingnervens receptorer. De gör att jag ofta upplever luften i butiken som stickande och obehaglig. För den som kan känna lukt överväger antagligen de angenäma dofterna, men för mig som anosmiker blir det en helt absurd upplevelse. Jag upplever parfymbutiken som en lokal med direkt obehaglig luft, där andra människor går omkring och luktar på burkar och flaskor och säger "Aahh..." och "Mmm..." helt omedvetna om den dåliga luften.

Och apropå parfymbutiker så är det här med deodorant intressant på ett alldeles eget sätt. De flesta anosmiker jag haft kontakt med använder dagligen deodorant, trots att vi inte har en aning om vad det är vi använder. Jag gör likadant. Så hur vet vi vad vi ska använda? Det vet vi inte, så antingen chansar vi och väljer något som exempelvis har en snygg etikett eller så måste vi få råd av någon som kan känna lukt. Men även om vi har skaffat en väldoftande deodorant så vet vi inte hur mycket som är lagom att använda. En ung kvinnlig anosmiker berättade att hon i flera år använde en viss deodorant eftersom hon trodde att den luktade gott. När hon frågade sin dåvarande pojkvän vad han tyckte så erkände han att han inte alls gillade den, men att han inte ville säga något för att inte stöta sig med henne. Han hade ingen aning om att hon var anosmiker.

Ett bra exempel på hur vi med medfödd anosmi inte förstår detta med lukt är en diskussion som vi nyligen hade i vår Facebook-grupp. En av medlemmarna frågade om snö luktar. Det spekulerades vilt i gruppen och det fanns starka åsikter både för och emot. Jag frågade min dotter och fick den logiska förklaringen: snö är rent vatten, rent vatten luktar inte, alltså luktar inte snö. Jag vidarebefordrade svaret till Facebook-gruppen och fick en följdfråga som antagligen är helt obegriplig för den som kan känna lukt: "Så vatten luktar inte? Vad konstigt, jag trodde alla vätskor luktade". För mig är det en helt relevant reaktion. Vi får ju lära oss att andra vätskor luktar, att både sjöar och hav luktar, så varför inte rent vatten? För den som har medfödd anosmi är det helt omöjligt att veta vad som luktar och inte, och därmed att veta att rent vatten inte luktar.

Jag läste en gång en berättelse som på ett vackert sätt visar hur svårt vi har att förstå hur lukt fungerar. Den handlade om en kvinna med medfödd anosmi som skulle överraska sin make med en hembakad tårta på födelsedagens kväll. Hon bakade tårtan på eftermiddagen och gömde den sedan för att kunna överraska honom efter middagen. Så fort maken klev in genom dörren frågade han "Har du bakat?". Kvinnan hade ingen aning om att dofter kunde dröja sig kvar på det viset i flera timmar. Året därpå bakade hon tårtan tidigt på morgonen och hade sedan fönster och dörrar öppna hela dagen för att vädra ut bakdoften ur huset innan maken kom hem. "Har du bakat?" var det första mannen sa när han klev in genom dörren. Kvinnan har fortsatt att baka födelsedagstårtor, men hon har gett upp försöken att överraska maken.

Båda dessa exempel sammanfattar på ett bra sätt vår oförmåga att förstå lukt. Det finns uppenbarligen inga enkla regler för vad som luktar och inte, eller hur länge en lukt dröjer kvar.

Så hur påverkar då min anosmi mitt dagliga liv?

Del II

Att leva med anosmi

SMAKSINNET

Den absolut vanligaste frågan jag får när jag berättar att jag inte
kan känna lukt är: "Kan du känna smak?". För mig är frågan
helt obegriplig. När jag äter känner jag smaken med tungan, inte
med näsan, så vad har näsan med det hela att göra? Men för den
som känner lukt är det en helt logisk fråga. För att förstå varför
vi ser så olika på detta med smak så måste man veta hur
smaksinnet fungerar och hur smak skapas i hjärnan.

Det är fortfarande en spridd uppfattning att det bara finns fyra
grundsmaker – sött, salt, surt och beskt – och att olika områden
på tungan känner olika smaker. Forskningen har sedan lång tid
tillbaka vetat att detta är fel.

Nästan hela tungan är täckt av så kallade papiller. En del av
dem innehåller de smaklökar som registrerar smaken på det vi
äter. Varje smaklök innehåller 50-100 smakceller, placerade
ungefär som klyftorna i en apelsin. Dessa smakceller reagerar på
olika smakämnen som finns i det vi äter. Det finns smakceller
för alla grundsmaker i alla smaklökar och det gör att alla
smaklökar kan registrera alla de olika smaker som finns.

Tidigare trodde man att det bara fanns fyra grundsmaker
men för några år sen tillkom "umami". Det kan beskrivas
ungefär som "köttsmak". I forskarkretsar diskuteras dessutom
om inte "fett" och "kolsyra" borde klassas som grundsmaker,
eftersom man har identifierat receptorer för dessa ämnen. Så

totalt finns det alltså fem, sex eller sju grundsmaker, eller kanske rentav ännu fler. Man kan mycket väl tänka sig att forskningen kommer att identifiera allt fler receptorer och att vi i framtiden måste tolka om begreppet "grundsmak".

Utöver smaklökarna finns det även andra typer av papiller i munnen, kopplade till den så kallade trillingnerven (*trigeminus* på latin). Deras funktion är att känna form och konsistens på det vi äter, men de kan också registrera smärta, värme, kyla, stickningar och irritation. En del kryddor stimulerar inte bara smaklökarna utan även, eller enbart, trillingnervens receptorer.

Mint registreras av trillingnerven som kyla. Om man andas in genom munnen direkt efter att ha smakat på en minttablett, så känner hjärnan dels att vi drar in luft och dels att receptorerna för kyla har aktiverats, så naturligtvis kopplar hjärnan ihop de två händelserna och drar slutsatsen att vi sugit in kall luft. Det är därför det känns kallt i munnen när vi äter halstabletter med mint, trots att luften vi andas in egentligen har samma temperatur som innan vi smakade på minttabletten.

Senap, peppar och lök kan på motsvarande sätt aktivera receptorer för värme och smärta. Det är därför peppar kan kännas nästan smärtsamt starkt och kan utlösa svettning. Hjärnan luras att tro att det är varmt.

Smärta är en signal som normalt prioriteras av hjärnan, så om det samtidigt kommer signaler för både smärta och smak så ignorerar hjärnan mer eller mindre signalerna från smaklökarna. Det gör att när jag äter väldigt pepprig mat så känner jag ingen smak alls utan det bara bränner på tungan och i munnens slemhinnor. Signalen ligger dessutom ofta kvar en bra stund, så det känns som om hela tungan surrar och som om smaksinnet är helt avstängt.

Jag får en liknande reaktion av väldigt varm mat eller dryck. Den aktiverar trillingnervens värmereceptorer som skickar en kraftig signal som varnar hjärnan för värme, och signalerna från smaklökarna blockeras nästan helt. Därför smakar hett kaffe ingenting för mig utan det är bara obehagligt varmt och bränner i munnen.

En del växter, som rabarber, omogen frukt och vissa teer, innehåller tannin som väcker en känsla av strävhet i munnen. Den är inte heller kopplad till smaklökarna utan till trillingnervens receptorer i slemhinnorna i munnen.

Det här beskriver smaksinnet så som det fungerar för mig. Det är en kombination av smak som registreras av smaklökarna och signaler från trillingnervens receptorer för konsistens, värme, kyla, smärta och stickningar. För människor med fungerande luktsinne tillkommer dessutom de dofter som uppfattas av luktsinnet så det de kallar smak är alltså egentligen en blandning av tre olika signalsystem – smaksinnet, luktsinnet och trillingnervens signaler. Tillsammans bildar det vad vi skulle kunna kalla *arom*. För en människa med fungerande luktsinne bygger minst tre fjärdedelar av smakupplevelsen, aromen, på lukt som registreras av luktcellerna i näsan. Om en sådan person plötsligt förlorar sin förmåga att känna lukt så upplever hon det som att det mesta av aromen försvinner. En del uppfattar det som att smaken helt försvinner, andra att den blir väldigt primitiv och bara består av de fem grundsmakerna – sött, salt, surt, beskt och umami. För att uppleva vad som händer om man förlorar luktsinnet behöver en luktande människa bara hålla för näsan, hålla andan och sen smaka på något, eller jämföra med hur maten smakar om man är rejält förkyld och har täppt näsa.

Betyder det här att jag med medfödd anosmi inte heller kan känna smak? Nej, det är fel. Jag har ett väl utvecklat smaksinne och kan känna även små skillnader i smak, och många av de medfödda anosmiker jag haft kontakt med hävdar samma sak. Hur är det möjligt?

Anosmisk smak

Lukt är ett väldigt komplext fenomen och därför är ett ganska stort område i hjärnan reserverat för att hantera signalerna från luktsensorerna i näsan. Men om man har medfödd anosmi får hjärnan inte några sådana signaler. Detta kan tänkas påverka hur hjärnan utvecklas hos ett barn. Hela "luktcentrat" är ju ledigt och kan användas för andra ändamål. Med tanke på att lukt och smak processas i samma del av hjärnan är det fullt tänkbart att en större del av hjärnan används för att analysera smaksignaler hos den som har medfödd anosmi än hos den som har ett fungerande luktsinne. Det skulle innebära att signalerna från smaksinnet skulle processas och analyseras på ett mer avancerat sätt hos den som har medfödd anosmi. Det skulle i sin tur förklara varför de som föds med anosmi ofta upplever en mer nyanserad och välutvecklad smak än de som förlorat sitt luktsinne.

Smak är strikt räknat bara det som vi känner med smaklökarna men eftersom tungan även är täckt med receptorer för trillingnerven så kan jag inte separera det jag känner med smaklökarna från det jag känner med trillingnerven. Allt registreras ju samtidigt. Och eftersom trillingnerven registrerar konsistens så upplever jag konsistensen på det jag äter som en del av smaken. Därför smakar inte ett äpple på samma sätt som äppeljuice.

Det är dessutom så att när jag smakar på någonting så blandas signalerna från de olika smakcellerna och trillingnervens receptorer och skapar EN smak. Det fungerar alltså ungefär som när man blandar färg. En blandning av olika färgnyanser resulterar i *en* färgnyans, och på samma sätt resulterar en blandning av olika ingredienser och kryddor i *en* smak.

Det här förklarar varför vi som har medfödd anosmi sällan kan identifiera exakt vilka olika ingredienser som har använts för att skapa en viss smaknyans, på samma sätt som det i efterhand inte går att säga exakt vilka färger en målare blandat för att få fram en viss färgnyans. Eftersom smak och konsistens är sammankopplade kan jag oftast separera smaken på ingredienser som har väldigt olika konsistens, även när de blandas i samma tugga. Jag kan känna att potatis, stek och sås smakar olika även om jag blandar dem i samma tugga.

Om vi fortsätter att jämföra med synen så kan vi människor urskilja mängder med färgnyanser, men vi har inte namn på alla de enskilda nyanserna. Vi har bara namn på ett fåtal "grundfärger". Om vi får se två färgprov med lite olika nyans så ser de allra flesta att det är skillnad mellan dem. Om vi bara får se det ena färgprovet så kan väldigt få avgöra exakt vilken av de två nyanserna det är, men vi ser vilken eller vilka av grundfärgerna den har dragning åt.

Det är samma sak med ljud. Människor kan urskilja mängder med toner och klanger, men väldigt få människor kan identifiera en enskild ton. Trots det kan vi uppskatta vacker musik.

Mitt smaksinne fungerar på ett liknande sätt. Jag kan känna skillnad på olika smaknyanser om jag får smaka på båda, jag kan säga vilka grundsmaker som dominerar, men jag kan nästan aldrig identifiera och namnge de enskilda ingredienser som har använts för att skapa just den smaknyansen. Trots det kan jag uppskatta smaken på det jag äter.

En vanlig invändning är att det är omöjligt att ha ett känsligt smaksinne eftersom det bara finns fem grundsmaker. Det är i och för sig sant, men vi kan återigen använda analogin med färger. En laserskrivare kan få fram miljontals färgnyanser med bara fyra färgpatroner och ett vitt papper, så nog borde det gå att skapa om inte miljoner så åtminstone några tusen smaknyanser genom att blanda de fem, sex eller sju grundsmakerna. Att den som har förlorat sitt luktsinne inte kan känna så många smaker, betyder inte att det inte går. Jag vet att det går, eftersom jag upplever det dagligen, varje gång jag äter.

Ett problem i det här sammanhanget är att nästan alla vetenskapliga smakstudier har utgått från personer som förlorat luktsinnet och att luktsinnet används som den norm som smaksinnet jämförs med. Nästan alla som har ett fungerande luktsinne kan identifiera tusentals lukter och allihop har dessutom namn. Honung, rosor, tulpaner, smörblommor, blöt hund, blöt jord, tång, lavendel, rosmarin, salvia, timjan, ull, osv. När man testar smaksinnet på personer med medfödd anosmi så gör man ofta misstaget att genomföra testerna som identifikationstester, för att se om anosmikerna kan identifiera olika matvaror lika bra som människor som har ett fungerande luktsinne. Som jag förklarade tidigare så kan vi inte det. Smaksinnet fungerar inte på det viset men vi kan känna skillnad på likartade smaker om vi får smaka på båda samtidigt.

Om vi återvänder till jämförelsen med laserskrivaren så har många av oss medfödda anosmiker ett smaksinne med väldigt hög upplösning, medan de som har fötts med ett fungerande luktsinne tvärtom har ett smaksinne med låg upplösning. Fast det finns stora skillnader även inom gruppen med medfödd anosmi. När jag bad medlemmarna i Facebook-gruppen "Congenital anosmia" att betygsätta sitt smaksinne så svarade ungefär hälften att de ansåg sig ha ett välutvecklat smaksinne och kunde skilja även på väldigt snarlika smaker, medan den andra halvan uppgav att de upplevde sitt smaksinne som begränsat. En del beskrev det rentav som att de knappt hade något smaksinne alls. Deras beskrivningar påminde mycket om hur de som har förlorat sitt luktsinne i vuxen ålder beskriver sitt smaksinne.

Ett sätt att försöka förklara skillnaden i smakupplevelse mellan de som har förvärvad respektive medfödd anosmi är att jämföra med andra sinnen. En person med medfödd anosmi gjorde en gång följande liknelse. Smakupplevelsen kan jämföras med en biofilm, där bilden motsvarar luktsinnet och ljudet motsvarar smaksinnet. En biobesökare som kan både se och höra kommer i första hand fokusera på det som syns på duken, medan mycket av ljudeffekter och bakgrundsmusik registreras undermedvetet. Om biobesökaren plötsligt skulle förlora synen så skulle personen förmodligen höra ungefär samma ljud som innan, men framförallt vara oerhört medveten om att bilden saknades. Den som är blind sedan födseln skulle ju däremot ha vant sig från barnsben att alltid ägna maximal uppmärksamhet åt hörselintrycken och skulle sannolikt höra detaljer som den som förlorat synen skulle missa.

Som medfödd anosmiker har jag alltså fem, sex, sju eller kanske ännu fler grundsmaker, receptorer för konsistens, kyla, värme, smärta och strävhet, och dessutom hela luktcentrum i hjärnan ledigt för att analysera smak. Då är det väl inte så konstigt att jag kan känna ett mycket stort spektrum av smaker, trots avsaknad av doft?

Vad är det då för skillnad mellan de smaker jag och någon med fungerande luktsinne kan känna.

61

Mat och anosmi

För en del livsmedel är det antagligen väldigt liten skillnad mellan den smak man upplever med och utan luktsinne. För andra är det otroligt stor skillnad. Rent socker, vanligt bordssalt, kanske citronsaft och andra matvaror med bara en, tydlig och ren smak, och ingen eller väldigt lite doft borde smaka ungefär lika för mig och den som kan känna lukt. Men ju mer doft något innehåller, desto mer skiljer sig våra upplevelser. För mig är nog vitlök det mest extrema exemplet.

Färsk vitlök smakar bara väldigt skarpt för mig, utan någon uttalad smak alls, till skillnad från exempelvis vitpeppar som utöver att vara skarpt pepprig även har en väldigt egen smak. Vitlök är dessutom inte speciellt stark, jämfört med svart- eller vitpeppar, så det behövs ganska mycket rå vitlök för att jag ska känna att den påverkar smaken på en sås eller tsatsiki. En vitöksklyfta räcker inte långt. Om vitlöken värms i en maträtt, som varm sås eller ugnsstekt lamm, så försvinner den skarpa smaken fullständigt. Vitlöken försvinner helt, utan att lämna minsta lilla smakspår efter sig. Om man däremot marinerar färsk vitlök i olja så försvinner det mesta av den skarpa smaken och de smakar bara väldigt gott. Så gott att jag gladeligen kan äta väldigt många klyftor, fast då brukar familjen efteråt klaga på att det luktar vitlök om mig och det är tydligen ingen angenäm lukt.

Örtkryddor är ett annat exempel där upplevelsen skiljer markant mellan anosmiker och människor som kan känna lukt.

Örtkryddor påverkar oftast smakupplevelsen enbart genom doften, och inte alls genom smaken. Därför märker jag för det mesta ingenting alls av örtkryddor i mat. Vissa örtkryddor kan möjligen smaka lite om de marineras i olja, men då krävs stora mängder för att det verkligen ska smaka något, som i pesto.

Numera är det ganska vanligt med olika typer av smaksatta livsmedel, exempelvis olivolja med en touch av citron eller te kryddat med örter. Oftast är dessa livsmedel egentligen inte smaksatta, utan man har adderat en doft. Om man läser noga på beskrivningen så står det oftast att man tillsatt aromämnen och dessa aromämnen är nästan alltid lättflyktiga ämnen som enbart avger doft och inte smak. Det smaksatta livsmedlet är alltså egemtligen inte smaksatt utan doftsatt. För mig som anosmiker smakar därför den smaksatta varianten av livsmedlet precis likadant som den vanliga eftersom jag inte kan uppfatta den tillsatta aromen.

Godis är ett typiskt exempel på "doftsatta" livsmedel. Päron smakar päron och äpple smakar äpple. Men gelégodis som smaksatts för att smaka päron eller äpple smakar oftast varken päron eller äpple utan bara sött gelégodis. Jag känner oftast ingen skillnad i smak mellan gula, röda och gröna gelégodisar av samma sort, även om de ska försöka efterlikna olika frukter. Förklaringen är återigen att de ämnen som tillsatts för att få godiset att smaka äpple, päron eller någon annan frukt egentligen är lättflykiga doftämnen och de förändrar därför bara lukten och inte smaken på godiset.

En annan skillnad mellan hur anosmiker och människor med luktsinne uppfattar smak hänger ihop med hur luktsinnet påverkas av konstant retning. Om en person som kan känna lukt går in i ett rum med stark doft så känner hon efter ett tag inte den starka doften. Luktsinnet trubbas av och vänjer sig vid den starka lukten, ett fenomen som kallas olfaktorisk trötthet eller anpassning (på engelska *olfactory fatigue*). Den här egenheten hos luktsinnet märks även när forskare studerat hur smakupplevelsen påverkas medan människor äter. Den som äter tugga efter tugga av något riktigt gott kommer gradvis tycka att det inte längre är riktigt lika gott. Efter många tuggor smakar den sista tuggan inte alls lika gott som den första. Luktsinnet tröttas ganska fort och försämrar smakupplevelsen.

Smaksinnet tröttas också på ett liknande sätt, men mycket långsammare än luktsinnet. I de studier som gjorts fann forskarna att personer med medfödd anosmi tyckte att första och sista tuggan smakade nästan likadant och nästan lika gott. Precis så är det för mig. Häromdagen åt jag och min familj jordgubbar från eget land, så det fanns gott om jordgubbar. De andra åt några jordgubbar var och sen var de inte längre sugna på jordgubbar. Den tionde jordgubben smakade helt enkelt inte lika gott som den första. Själv fortsatte jag att äta tills jordgubbarna var slut, och precis som i studien tyckte jag att den sista var nästan lika god som den första!

Som jag skrev förut så prioriterar hjärnan signaler från trillingnerven som varnar för smärta och hetta i munnen framför signaler från smaklökarna. Luktsinnet har samtidigt inga problem att registrera doften från maten. Tvärtom förstärks en del dofter av värmen. För en person med fungerande luktsinne smakar därför den varma eller starkt kryddade maten extra mycket. Så fungerar det av förklarliga skäl inte för mig. Mitt smaksinne blir i praktiken helt utslaget av de starka signalerna från trillingnerven så jag känner ingen smak alls, bara hettan. Jag undviker därför mat som är väldigt starkt kryddad eller väldigt varm. Ljummen och måttligt kryddad mat smakar normalt godast för mig.

Vad blir då konsekvenserna av allt detta för vilken mat jag tycker om och hur jag äter? En enkel grundregel kan formuleras "inte för varmt, en sak i taget och stora blöta tuggor".

Hett kaffe luktar tydligen väldigt gott, men för att jag ska känna kaffesmaken måste kaffet få svalna lite. En skvätt mjölk kyler kaffet en aning och neutraliserar dessutom den värsta beskan. Lite socker gör kaffet ännu godare så jag vill ha mitt kaffe vitt och sött.

"Inte för varmt" gäller även mat. Andra börjar normalt hugga in på maten så fort den serveras men jag måste alltid vänta tills den svalnat lite. Ibland blir resultatet att de andra nästan ätit klart innan jag ens börjat äta.

Blandningar av olika smaker och konsistenser kan göra att maten smakar konstigt för mig. Jag föredrar att äta en sak i taget, var för sak för sig. Restaurangen på mitt arbete har en salladsbuffé med flera sorters blandade sallader. Mina kollegor verkar verkligen gilla den och berömmer ofta salladen för dess höga kvalité. För mig är det nästan den värsta tänkbara skräckupplevelsen när det gäller mat. Även om flera av salladerna innehåller ingredienser som jag verkligen gillar så går det inte att separera dem så för mig blir det en helt omöjlig blandning av konsistenser och smaker som skapar ett kaos av smaksignaler så ingenting smakar som det ska. Dessutom innehåller salladerna ofta ingredienser som nästan inte har någon smak alls utan bara konsistens, som bönor, ris, kall pasta, couscous och bulgur. Den enda lösningen för mig är att välja ut vissa specifika saker i salladerna som stora bitar tomat, blomkål, broccoli eller kronärtskocka, eller ta coleslaw. Av någon anledning så gillar jag coleslaw. Jag gissar att det beror på den väldigt distinkta smaken av vinäger, som jag verkligen gillar.

Jag ogillar verkligen söta maträtter med geggig konsistens. Två typiska exempel är cheesecake och chokladpudding. Jag har fått liknande synpunkter från andra anosmiker och även sett det bekräftat i en vetenskaplig studie för flera decennier sen. Min gissning är att det finns två förklaringar. Själva konsistensen känns obehaglig men framförallt gör den geggiga konsistensen att det känns som om smaklökarna överbelastas av söta smakämnen. För en den som känner lukt är förmodligen doftupplevelsen så stark att den helt tar över, samtidigt som den höga belastningen på de dåligt tränade smaklökarna kanske ger en extra smakupplevelse?

Det finns en annan skillnad mellan smak och lukt. Det krävs bara en liten mängd av ett ämne för att det ska avge en doft och bidra till den arom som en person med luktämne känner hos maten. Mitt smaksinne fungerar inte alls på det viset. För att jag ska kunna känna smaken ordentligt behövs en ganska stor tugga så att tillräckligt många smaklökar aktiveras. Det finns smaklökar även i den mjuka delen av gommen, inte enbart på tungan, så jag känner smak med hela munnen. Om det är något som smakar riktigt gott så smakar det godare ju större tugga jag tar. Dessutom måste maten vara uppblött för att smaklökarna ska kunna reagera. Torr mat har oftast väldigt lite smak. Så en liten mängd torr mat smakar oftast ingenting alls. Därför tar jag nästan alltid en liten klunk av det jag dricker till maten för varje tugga, innan jag börjar tugga.

Avslutningsvis, eftersom en så stor del av smakupplevelsen för den som känner lukt utgörs av hur maten luktar så påverkas smakupplevelsen av omgivningens lukt. Även den godaste mat smakar konstigt eller rentav illa om den äts på en plats där det stinker. Så är det naturligtvis inte för en mig. Varje maträtt smakar alltid likadant oavsett var jag äter den. I köket, på en badstrand eller på en gödselhög. Och när jag äter surströmming är det naturligtvis en fördel att inte känna hur den luktar.

Men att inte känna hur omgivningen eller maten luktar kan samtidigt skapa faror i vardagen.

DÅLIG MAT

Jag gissar att du har sett en förälder, syskon, kompis eller partner plocka fram nånting ur kylskåpet, sniffa på det och säga "Nej usch, det här går inte att äta!". Det har aldrig någon sett mig göra. Jag tittar på datumet på mjölkpaketet och när Bäst-före-datumet passerats drar jag mig för att ens smaka på det. Det har hänt att jag missat att kolla datumet och därför oförberedd fått en klunk halvrutten mjölk i munnen. Det är inget jag vill rekommendera. Det smakar fruktansvärt illa.

Samma sak med bröd. Min fru sniffar på brödet och säger "det luktar mögel" och då äter jag det inte. Om inte hon finns till hands så finns det bara tre alternativ för mig. Att lita blint på datumangivelsen på påsen, att detaljstudera varje skiva för att upptäcka eventuellt mögel, eller riskera att plötsligt upptäcka mögel på den bit av smörgåsen som jag ännu har kvar i handen. De gånger vi köper matbröd i ett bageri eller bakar själva finns ju ingen datumangivelse, så då finns bara alternativet att försöka minnas hur gammalt brödet är och att vända och vrida på det för att se om det syns mögel någonstans. Om jag är osäker så avstår jag och kastar bort det. Samtidigt känns det ju lite dumt att kasta bort det eftersom i mina ögon är det ju inget fel på brödet eller skinkan eller korven. Maten ser ju ut att vara okej och smakar oftast precis som vanligt, men samtidigt vet jag att den trots det faktiskt kan vara så dålig att jag blir sjuk om jag äter den.

Jag är inte ensam om att vara orolig över om maten är ätbar eller rentav hälsovådlig att äta. Jag har hört samma sak berättas av andra anosmiker. Ibland har det rentav gått så långt att någon blivit matförgiftad när hon eller han missat att maten legat för länge i kylskåpet eller skafferiet. En person med fungerande luktsinne hade förmodligen känt att maten luktade konstigt och hade avstått från att äta den. Som anosmiker har jag bara synintrycket och smaken att lita till, och mat kan bli rejält dålig innan den smakar illa eller ens konstigt.

Om man beställer vin till maten på en restaurant så förväntas man provsmaka vinet innan det serveras. Jag har aldrig riktigt förstått poängen med det (får jag byta vinsort om jag inte tycker att vinet var så gott som jag hade trott eller vad är det jag förväntas prova?) så jag försöker oftast få någon annan att provsmaka. Men till slut förstod jag verkligen poängen med provsmakningen. Min fru lyfte glaset till munnen för att smaka, men avbröt sig och sniffade lite på vinet i glaset, bad att få sniffa på korken och sedan på flaskan, och konstaterade sen att "det luktar inte som det ska", och vinet byttes ut.

Den här förmågan som andra människor har, att kunna säga "det luktar inte som det ska", kan jag ibland uppleva som rent magisk eftersom den är så helt obegriplig för mig. Min fru tar fram något ur kylskåpet för att vi ska ha det till maten, hajar till och säger "den här luktar inte som den ska" och slänger bort den. Om jag tittar på den så kan jag inte se nånting som skiljer den från en likadan som luktar okej. Jag ser absolut ingen skillnad. Om jag hade varit ensam hade jag förmodligen ätit upp den som om inget hänt, och kanske blivit sjuk på kuppen.

Enda lösningen för mig är att lita blint på bäst-före-datum på matvaror. Men det finns ett problem. För en del matvaror gäller bäst-före-datumet bara "i obruten förpackning". Har man tur så står det nånting om hur länge maten håller om förpackningen öppnats och då finns åtminstone en teoretisk möjlighet att komma ihåg eller rentav skriva ner när man öppnade förpackningen. Men ofta står det ingenting utan man förväntas kunna känna på lukten om matvaran är okej att äta, och då är jag helt chanslös.

Hur löser jag det problemet? Jag gör som jag gör med så mycket annat i livet: Jag följer enkla regler.

LEVA MED REGLER

Att inte känna lukt innebär att jag inte störs av hur saker och ting luktar, eller av hur andra människor luktar. Men ända sen jag var liten har jag fått lära mig att för människor som kan känna lukt är det viktigt med lukter och det finns en hel mängd sociala konventioner kring lukter och dofter. Förenklat kan man säga att grundregeln är att ingen och ingenting får lukta smutsigt. Inte man själv, inte kläder, inte hemmet, inte kontoret på jobbet. För att uppnå detta ägnar människor en hel del tid åt att tvätta och städa allting. Men det räcker inte med att det är rent. Det måste dessutom lukta gott så både tvål, shampo, diskmedel, tvättmedel och skurmedel är normalt parfymerade.

Människor får lära sig att följa luktkonventionerna från barnsben så för en vuxen människa är det en självklarhet, något man knappt är medveten om att man gör. En person som inte följer luktreglerna betraktas som annorlunda, konstig, asocial eller rentav otrevlig.

För mig existerar det inga lukter men det betyder inte att jag kan strunta i luktkonventionerna. Eftersom lukter är så viktiga för alla andra så måste jag anpassa mig själv och mitt beteende så att jag inte provocerar andra genom att bryta mot deras luktregler. Enda lösningen är att försöka memorera vad som luktar och när och i vilka situationer det har betydelse. En märklig konsekvens av min anosmi är därför att jag regelbundet tvingas att aktivt tänka på lukt, flera gånger om dagen. Luktar kläderna svett? Har jag ätit något som ger dålig andedräkt? Hur luktar håret? Det här skapar en konstant stress.

Enda sättet att klara av detta är att ha regler. Enkla, tydliga regler som är lätta att komma ihåg och att följa. Regler om kläder. Regler om städning. Regler om tvätt. Regler om personlig hygien. Regler om sopor. Regler, regler, regler. Så länge jag följer alla regler borde jag vara på den säkra sidan och inte bryta mot några luktkonventioner, inte provocera någon, inte uppfattas som asocial.

Borsta tänderna efter frukosten och innan läggdags. Duscha, använda deodorant och ta på rena kalsonger och t-shirt innan jag åker till jobbet. Duscha när jag gjort något som fått mig att svettas. Sånt som ska göras varje dag eller som tydligt hänger ihop med en viss aktivitet är någorlunda enkelt att förstå och komma ihåg, men sen blir det svårare.

Kläder och lukt är en svår kombination. För mig spelar det ju ingen roll om en t-shirt är nytvättad eller om jag använt den varje dag i en vecka. Den känns precis likadan när jag har den på mig. Men det spelar roll för den som kan känna lukt. Intellektuellt kan jag förstå att om jag anstränger mig så mycket att jag svettas så att min tröja blir blöt av svett så kommer tröjan senare lukta av svett. Även om tröjan känns likadan igen för mig när den väl torkat så kan jag teoretiskt förstå hur någon som kan känna lukt skulle uppfatta tröjan. Men hur är det med strumpor? Måste jag byta strumpor varje dag, eller beror det på vad jag gjort under dagen, om jag har haft skor på mig hela dagen eller inte, och i såna fall vilken sorts skor jag har haft? Hur ofta måste man tvätta byxor? Jag svettas ju sällan så ymnigt att byxorna blir blöta av svett så hur kan de lukta svett bara av att jag har dem på mig?

Jag har naturligtvis lärt mig att kläder blir smutsiga när man använder dem även om de inte får synliga fläckar. Så intellektuellt och teoretiskt förstår jag det hela. Men känslomässigt, innerst inne, förstår jag inte alls eftersom jag aldrig upplevt hur smuts luktar. Därför är det i praktiken omöjligt för mig att avgöra när det är dags att tvätta byxor. Det finns ingen enkel regel så jag måste helt enkelt gissa, eller fråga min fru.

Jag har turen att kunna få hjälp av min fru i vardagen, men problemet är att jag inte alltid förstår och kan tolka de svar jag får. Om jag frågar henne "Luktar den här tröjan svett?" och får svaret "Ja lite" så vet jag inte hur jag ska tolka det. Det säger mig inget om hur andra människor uppfattar mig om jag använder den tröjan. Eftersom jag inte vet vad lukt är, så vet jag ju ännu mindre vad skillnaden är mellan olika styrka i lukt. Det kompliceras ytterligare av att människor tydligen har olika känsligt luktsinne och dessutom har olika tycke och smak när det gäller olika dofter.

Jag diskuterade nyligen det här problemet med kläder och lukt med några nära släktingar. Jag förklarade problemet med att inte veta hur ofta olika sorters kläder behöver tvättas, som huvtröjor och byxor. de försökte lugna mig genom att säga att det egentligen inte är något problem eftersom man väldigt sällan behöver tvätta sådana kläder. Dessutom kan man hänga ut dem på vädring lite då och då, så de känns lite fräschare. För mig är det här ett perfekt exempel på hur de faktiskt inte förstår att jag inte förstår. Deras förklaring gör det inte enklare för mig. Är "sällan" en gång i månaden eller en gång om året? Hur många dagar kan man använda byxor innan man behöver tvätta dom? Fem dagar? Tio? Femtio? Hundra dagar? Om ingen kan hjälpa mig genom att kontrollera hur mina kläder luktar så är enda lösningen att tvätta dem regelbundet, även om det innebär att jag kanske tvättar dem i onödan. Allt för att vara på den säkra sidan.

Sen har vi alla saker som är omöjliga att ha enklar regler för som att byta handduk och sängkläder, dammsuga huset, skura golven, och så vidare.

En anosmiker som har innekatter berättade om den oro hon hela tiden känner när det gäller hur katterna och kattlådan luktar. Vad ska besökare tänka? Är lukten ett problem eller är hon orolig i onödan? Eftersom hon själv inte har en aning om ifall katter eller kattlådor luktar så måste hon förlita sig på omgivningens hjälp.

Städning är ett annat exempel på hur min luktfria värld ibland kolliderar med den värld som människor med luktsinne lever i. Jag och min fru försöker dela ansvaret för hushållsarbetet så rättvist som möjligt, men städning har nästan alltid varit ett problem. Varför? Därför att smuts handlar mer om lukt än om hur det ser ut.

Intellektuellt kan jag naturligtvis förstå det här med smuts, att man måste dammsuga, skura golvet och dammtorka bokhyllor och möbler, men jag har ingen känslomässig koppling till det. När jag kommer in i ett rum så kan jag lägga märke till att det finns skräp på golvet, eller att det virvlar tussar av katthår i ett hörn, men rummet känns i grund och botten rent. När min fru kommer in i samma rum så kan hon påpeka att det känns ofräscht, instängt, smutsigt, och det handlar då egentligen om hur det luktar i rummet. Och det är här problemen börjar.

Min värld är i princip alltid ren. Ett rum kan vara stökigt, skräpigt, men aldrig smutsigt på det sätt som det kan uppfattas av den som kan känna hur det luktar. Och eftersom jag aldrig uppfattar något rum som smutsigt så finns det egentligen aldrig något behov av att rengöra det. Det är ju redan rent! Så enda sättet att lösa detta är, återigen, att ha något slags regler. Men hur ska man kunna ha regler för saker som sker ganska sällan? Hur ofta behöver man skura golvet? Eller dammtorka? Ju glesare det är mellan åtgärderna, desto svårare är det. Hur ofta behöver man tvätta en bordsduk? Bara om det syns fläckar på den, eller annars också? Och hur gör man med gardiner? Ska gardiner tvättas, och i så fall hur ofta, eller sällan? Eller mattor? Behöver de tvättas?

Dessvärre verkar det enda pålitliga svaret vara "Det beror på...". På vad? På om det är smutsigt eller inte och enda sättet att avgöra om något är så smutsigt att det måste rengöras är att lukta på det. Jag har alltså misslyckats redan från första början.

REGLER - HIMMEL OCH HELVETE

Att tvingas följa regler är inte unikt för mig som anosmiker. Alla andra måste naturligtvis följa samma regler. Men det finns en stor skillnad. Jag har ingen aning om i vilken mån reglerna gör att jag verkligen lyckas följa de sociala konventionerna om lukt. Den som kan känna lukt kan sniffa och säga "Jag hade den här tröjan igår men den luktar okej så jag kan ha den idag också". Det kan inte jag. Mitt enda alternativ är följa reglerna, blint, eller att riskera att göra misstag. Fast även om jag har memorerat en massa regler så vet jag faktiskt inte vad skillnaden blir om jag följer eller inte följer en viss regel. Vad är det för skillnad på en nytvättad T-shirt och en som jag använt i flera dagar? Ingen aning.

Även om reglerna är tänkta att göra mitt liv enklare och hjälpa mig att följa de sociala konventionerna om lukt så skapar de samtidigt en konstant stress i livet. Jag tänker oftast inte på reglerna eftersom jag oftast inte tänker på lukt, så jag måste hela tiden påminna mig själv att inte glömma reglerna. Medvetet eller omedvetet väntar jag hela tiden på kommentarer om hur det luktar. Kommentarer som ska säga om jag har lyckats följa alla sociala lukt-regler eller inte.

Ibland formuleras kommentarer om lukt som frågor, vilket gör det hela ännu mer stressande och irriterande.

"Vad är det som luktar, är det...?" följt av ett exempel på något som tydligen luktar.

Även om jag förnuftsmässigt kan förstå att det nog egentligen är en retorisk fråga, ett slags kommentar rakt ut i luften, så känns sådana frågor alltid orättvisa. Undermedvetet känns de som en kritik mot mig för att jag inte har vett att förstå att någonting luktar. Men hur ska jag kunna förstå det? Det är ungefär som att kritisera en medfött blind person för att inte ha bytt en trasig glödlampa. Hur ska den som fötts blind ens kunna förstå vad en glödlampa är? Den som aldrig har upplevt ljus kan ju inte förstå skillnaden mellan ljus och mörker, och precis så är det för mig. Jag har helt enkelt ingen uppfattning om vad lukt är.

Allt detta skapar en konstant stress på låg nivå. Och även om jag gör mitt bästa för att komma ihåg reglerna så misslyckas jag ibland eftersom jag inte förstår själva grundkonceptet lukt.

Den första känslan när jag misslyckas är normalt resignation. Varför bry sig? Det känns helt meningslöst att ens försöka följa reglerna eftersom jag inte har en aning om huruvida jag lyckas eller ej. Det är så djupt orättvist. Oavsett hur mycket jag anstränger mig så kommer jag förr eller senare misslyckas eftersom jag inte vet vad jag gör. Jag gissar ju bara.

Saken är ju den att jag tänker egentligen aldrig på lukter. Jag har lärt mig vad jag måste tänka på i olika situationer, som när jag gjort något som fått mig att svettas. Men inte ens då tänker jag ju egentligen på lukterna, utan bara på reglerna.

Reglerna är tänkta som en hjälp för att jag ska kunna uppföra mig som om jag hade ett luktsinne, för att jag ska kunna hantera de lukter som är så viktiga för människor omkring mig men så totalt icke-existerande i min anosmiska värld. När reglerna fungerar så hjälper de mig visserligen att bete mig som om jag kan känna lukt, men de betonar samtidigt det faktum att jag är annorlunda, ett missfoster. Jag försöker verkligen följa reglerna men det är stressande att hela tiden försöka minnas alla regler och varje gång jag glömmer en regel så påminns jag om att jag är annorlunda. Så att ignorera reglerna, att inte ta en dusch, att inte byta kläder som kanske stinker av smuts, är ett slags tyst protest, ett sätt för mig själv att acceptera att jag är annorlunda. Att strunta i reglerna får mig faktiskt att känna mig mer normal, i min egen luktfria värld.

Så att följa regler är samtidigt både bra och dåligt, både himmel och helvete, en hjälp och en kränkning. Så det kommer knappast som en överraskning att utöver att skapa stress så kan min anosmi även resultera i både ilska och frustration.

ILSKA

Även om jag inte har något luktsinne så låtsas jag faktiskt oftast att jag kan känna lukt och förstår vad det handlar om. Jag gör det för att kunna spela med i det sociala spelet på jobbet, med grannar, och så vidare. Vore det inte enklare att helt enkelt tala om för alla att jag inte kan känna lukt? Nej, det skulle bara skapa ännu mer stress och tvinga mig att svara på samma frågor om och om igen, om varför jag inte kan känna lukt och hur det påverkar mitt liv till vardags.

Varje gång jag berättar för någon att jag är anosmiker så startar det ett helt batteri av frågor:

"Känner du ingenting?" (nej...)

"Inte ens väldigt starka lukter??" (nej, en helt blind ser ju inte saker bättre om de är stora, eller hur...?)

"Hur kan du då känna smak?" (jag har en tunga...)

"Men saknar du inte att inte känna lukt?" (hur ska jag kunna sakna något jag inte vet vad det är...?)

"När förlorade du luktsinnet?" (det gjorde jag inte...)

"Har du aldrig känt lukt?" (nej...)

"Har du alltid varit såhär?" (ja...)

"Men det märks ju inte?" (nej, hur skulle det märkas...?)

"Varför har du inte sagt det tidigare?" (för att slippa alla dessa frågor!)

Dessutom glömmer folk bort det hela tiden och då blir det pinsamt när jag måste påminna.

"Vad är det som luktar här inne?" (jag vet inte...)

"Men känner du inte..? (nej, jag kan ju inte känna lukt, det pratade vi om i förrgår)

"Men känner du inte ens när det luktar såhär starkt??"

... och så är hela frågebatteriet igång igen. Alternativt så får man ett omedelbart ursäktande "Javisst ja, jag glömde", och när man fått det tillräckligt många gånger så slutar man att påpeka det hela. Det är helt enkelt enklare att säga "Jaha" eller "Jasså" eller "Ingen aning" och låtsas som ingenting. Livet blir enklare om jag undviker hela ämnet, bara spelar med i spelet och låtsas att jag kan känna lukt. Men samtidigt gör ju det att jag hela tiden döljer vem jag egentligen är.

En annan del av ilskan och stressen handlar om att tvingas be om hjälp, att tvingas be någon annan lukta på gårdagens tröja, lukta på mat, osv. Jag vet ju inte om det jag håller fram luktar gott eller illa, och att hålla fram något som stinker brukar sällan uppskattas. Sen kan det i längden kännas smått förnedrande att ständigt behöva be om hjälp med något som inte ens existerar i min värld.

Och längst in finns väl något slags allmän ilska över orättvisan att ha drabbats av anosmi. Varför ska omgivningen ständigt kräva att jag ska komma ihåg att tänka på något jag inte förstår? Varför ska jag ständigt behöva bli påmind om att jag inte förstår vad lukt är? Varför ska jag ständigt behöva ta hänsyn till hur andra påverkas av lukt? Varför ska jag ständigt behöva be om hjälp i vardagen?

Så utöver att kunna vara ett konkret, vardagligt problem så kan anosmi medföra både ilska, frustration och stress. Och periodvis också ett stort mått av sorg.

Sorg

Både min fru, mina barn, mina syskon och mina föräldrar kan känna lukt. Såvitt jag vet kan faktiskt alla i min omgivning känna lukt: kollegor, grannar, släktingar, vänner. Den stora sorgen i att vara anosmiker är att jag aldrig kan dela den dimensionen av deras liv. Jag kan aldrig ge min fru en komplimang för att hon luktar gott, och aldrig ge henne parfym i present. Jag skulle naturligtvis kunna be någon annan att välja ut en bra parfym, men jag kan aldrig riktigt dela hennes glädje över en sådan present eftersom jag inte har en aning om vad det är jag ger henne. Det skulle ju lika gärna kunna vara färgat vatten. Det vore ungefär som om en medfött blind person skulle ge bort en tavla i present.

Det går inte att komma ifrån att det finns en sorg i detta: Att inte förstå vad andra pratar om och att hela tiden bli påmind om att jag inte förstår. Dessutom finns det hela tiden en inre konflikt. Ska jag tala om att jag är anosmiker varje gång någon i omgivning pratar om lukt och då återigen tvingas svara på en massa frågor, eller ska jag hålla tyst och spela med? Det senare är naturligtvis det enklaste, men det innebär samtidigt att jag gömmer vem jag är, att jag låtsas att jag är någon annan än den jag är.

Samtidigt önskar jag ju inte att jag vore någon annan än den jag faktiskt är. Även om det hela tiden finns ett mått av sorg djupt inom mig, så är min anosmi en del av mig. Det är så här jag är och jag är nöjd med mitt liv och den jag är. Jag vet inte om något annat sätt som livet kan vara på, eftersom detta är det enda liv jag upplevt. Ett liv där lukt inte existerar annat än som ord. Så det finns en inre konflikt, mellan viljan att vara den jag är och önskan att få dela den värld som människorna omkring mig upplever.

För det finns naturligtvis stunder när jag önskar att jag på något sätt, åtminstone för en stund, kunde dela den verklighet min familj upplever, och för en stund slapp vara utestängd.

För jag är utestängd! Även om jag aldrig själv upplevt vad lukt är så kan jag ju få en indirekt upplevelse genom era berättelser. På det viset kan jag ju också förstå att ni har förmånen att få uppleva något som jag aldrig kan uppleva. Numera är det många program på TV som handlar om mat, matlagning, kockar och bakning. Deltagarna pratar om alla underbara dofter och aromer som blandas. När jag ser det så blir det helt uppenbart att det finns en hel dimension av livet som jag inte upplever.

Men sorgen handlar egentligen inte om att inte kunna känna lukt, om själva luktsinnet som sådant. Det handlar om detta att inte kunna förstå vad det är ni pratar om, hur jag gärna jag än skulle vilja. Den insikten kan ibland göra att det känns otroligt orättvist, oerhört sorgligt och väldigt ensamt. För lika lite som jag kan dela er doftande värld, lika lite kan ni som känner lukt dela och förstå min luktfria värld. Ni kan aldrig förstå på allvar hur det är att leva i min värld, och ni tycks inte förstå att jag inte förstår er värld.

Och det är nog det som gör mest ont, som kan göra mig mest ledsen. Denna förtvivlan över att aldrig kunna bli förstådd av människorna omkring mig. Oförmågan hos omgivningen att på djupet förstå att jag inte vet vad lukt är. Hur mycket jag än tränar och memorerar regler och anstränger mig för att uppföra mig korrekt så har jag egentligen ingen aning om vad de pratar om. För dem är detta med dofter så självklart, och just därför kan de aldrig förstå hur fullständigt obegripligt det är för mig, med min medfödda anosmi.

Så ibland skulle jag nog helst bara vilja skrika: Jag förstår inte vad ni pratar om! Jag bara låtsas! Och jag har låtsats i hela mitt liv!

Men att vara anosmisk är inte bara sorgligt ibland, det kan vara direkt farligt.

Brand och andra faror

Rädslan för brand är något som många anosmiker tar upp som ett stort orosmoment – oron över att inte känna om det luktar rök. Enda lösningen är att ha brandvarnare. Det är i och för sig inget unikt för anosmiker men många anosmiker har fler än normalt, för att vara på den säkra sidan. Framförallt om de bor ensamma. Brandvarnare är ju enda möjligheten att på ett tidigt stadium upptäcka vad som skulle kunna utvecklas till öppen brand.

Min fru har ett väldigt känsligt luktsinne så hon fungerar ofta som en levande brandvarnare, men jag har insett att jag litar blint på brandvarnarnas förmåga att upptäcka rök. När min fru plötsligt säger att det luktar rök så händer det att jag kollar att brandvarnarna fungerar. Om allt är i sin ordning så förutsätter jag att hon känner röklukt utifrån, kanske från någon som grillar.

Men det är trots det ett problem, för om någon i familjen säger att det luktar rök så måste det ju bero på att det faktiskt brinner eller pyr någonstans, frågan är bara var. Ute eller inne? Problemet är att jag inte kan hjälpa till att lokalisera varifrån röklukten kommer och det kan ju faktiskt vara någonting som är farligt även om det inte är inomhus.

En vårdag för något år sen kände min fru röklukt. Det kom inte inifrån så hon gick ut för att se om hon kunde identifiera källan. Det visade sig vara en granne som skulle elda upp lite kvistar och fjolårsgräs. Det hade inte varit något problem om det inte hade varit för att den äldre mannen inte märkte att elden hade börjat sprida sig bakom honom. Med hjälp av grannarna släcktes elden innan den hade spridit sig till byggnaderna intill. Om jag hade varit ensam hemma den dagen så hade jag antagligen inte märkt något förrän det hade börjat brinna i grannens gamla ladugård.

Det kan faktiskt uppstå problem trots, eller på grund av, att vi har brandvarnare. För en tid sen började plötsligt en brandvarnare tjuta någonstans i huset, mitt på dagen. Jag var just då på övervåningen men rusade ner, rädd att det faktiskt brann. Det var brandvarnaren i hallen som tjöt. Jag såg ingen rök, såg ingenting som rimligen kunde ha utlöst larmet. Så jag plockade ner brandvarnaren och tog ur batteriet för att få tyst på den. Stoppade i batteriet varpå den började tjuta igen. Jag hämtade en annan brandvarnare och satte upp i hallen, och den varnade inte. Det visade sig att det hade blivit fel på den första brandvarnaren. Som tur var så var min fru hemma den dagen och kunde under hela den här processen konstatera att det faktiskt inte luktade rök någonstans. Utan henne hade det hela varit riktigt otäckt, för hur skulle jag kunna veta vilken brandvarnare som fungerade? Den som varnade eller den som inte gjorde det?

Det finns en modern typ av brandvarnare som kommunicerar med varandra så att om en av dem känner rök så börjar alla brandvarnarna att tjuta. Logiken bakom detta är att man ska få varningen oavsett var i byggnaden man befinner sig, även om man är långt från elden. När man väl blivit varnad förväntas man lokalisera var larmet startade genom att det luktar rök där. Fast det kan ju inte jag. För mig skulle den här typen av kommunicerande brandvarnare vara direkt farliga eftersom jag inte har någon möjlighet att identifiera platsen för larmet förrän jag ser eld eller rök. Offentliga lokaler, som universitetet där jag arbetar, har nästan alltid den här typen av kommunicerande brandvarnare så om en av dem känner av rök i någon ände av byggnaden så ljuder brandlarmet överallt. Det gör det ganska otäckt för mig.

Den knepigaste situationen är nog om någon i omgivningen, som inte vet om att jag är anosmiker, plötsligt känner att det luktar rök och frågar om jag känner någon röklukt. Vad ska jag då svara? Jag kan ju inte säga "Nej", eftersom det i den situationen knappast finns tid att lugnt och stilla förklara att jag inte känner något därför att jag har medfödd anosmi och därför inte kan känna lukt. När jag var yngre försökte jag ofta glida undan genom att svara "Ja, kanske..?", men nu svarar jag oftast sanningsenligt "Ingen aning" eller "Jag vet inte". Det brukar nästan alltid ge en väldigt förvånad uppsyn hos den som frågade, och ofta upprepar de frågan och får samma svar av mig.

En detalj på samma tema och som kanske hänger samman med min anosmi, är att jag aldrig tänder ljus. Varför? Framförallt därför att jag inte vill riskera att glömma bort dem, men också därför att jag har svårt att förstå poängen med stearinljus. De tillför visserligen en liten extra ljuspunkt, men inget mer. Jag vet att det finns doftljus och att ljus tydligen kan förbränna vissa illaluktande dofter, men ingetdera har ju någon betydelse för mig.

Även om brandfara är det stora orosmomentet så finns det även andra områden där anosmin faktiskt kan ställa till bekymmer. Bilen är ett exempel. Om en medpassagerare säger att det luktar bränt så har jag ingen aning om vad det kan vara. Är det från bilen eller utifrån och om det är från bilen, varifrån i så fall? Det kanske är något som överhettas men hur ska jag kunna veta vad det är eller lokalisera det? Om jag vore ensam i bilen skulle jag överhuvudtaget inte märka att det hände, förrän bilen gick sönder.

Samma sak om det skulle läcka bränsle. Jag skulle inte märka någonting förrän det gick att se utanför bilen att bränslet rann ut på marken. Fast hur ska jag veta att det som rinner ut är bränsle? När jag har parkerat bilen sommartid så händer det ofta att det rinner ut vätska under bilen. Numera vet jag att det är kondensvatten från luftkonditioneringen men första gången det hände hade jag ingen aning om vad det var. Vatten från kylaren? Läckage från bensintanken? Enda möjligheten att avgöra om det var vatten eller bensin hade varit att smaka på det, men man provsmakar ju ogärna på bensin. Så det enda jag kunde göra var att känna på det med fingrarna och försöka se om det hade någon färg.

I områden där man har gasspisar är dessa ett riskmoment för en anosmiker. Läckande gas är hälsovådlig att andas in och medför dessutom explosionsrisk. För att varna för läckande gas har man ibland tillsatt en illaluktande komponent i gasen, mercaptan, som luktar som ruttna ägg. Det hjälper ju inte en anosmiker. Det går att köpa gasvarnare men flera av de anosmiker jag har haft kontakt med har istället bytt ut gasspisen mot en elspis.

Eld, okända vätskor och läckande gas är bara några exempel så sådant som är svårt att hantera för en anosmiker. För att klara av dessa och andra faror behöver vi hjälp.

Hjälp mig!

Hur reagerar omgivningen om jag berättar att jag har medfödd anosmi? Frågar man hur man kan hjälpa till? Nej, det händer väldigt sällan. Istället finns det några olika standardreaktioner som förmodligen nästan alla anosmiker har råkat ut för.

Den vanligaste reaktionen är nog några förvånade frågor av typen "Kan du känna smak?" och "Hur länge har du varit sån?". Sen löper samtalet vidare och handlar ganska snart om helt andra saker, och efter ett tag ombeds man kommentera något som luktar. Antingen har personen man pratar med inte lyssnat, inte förstått eller redan glömt att jag inte kan känna lukt. Oavsett vilket är det väldigt frustrerande för mig.

Sen har vi de som svarar med vad de upplever som en skämtsam kommentar i stil med "Vilken tur! Då känner du inte..." följt av ett skämt om någon eller något som luktar illa. Det är en ganska kränkande kommentar. Det är som att säga till en blind person "Vilken tur att du är blind, då slipper du se hur fult xxx är!". Enda förklaringen är väl att personen faktiskt inte förstår hur viktigt luktsinnet är, ens för personen själv.

Ibland domineras reaktionen av misstroende och misstänksamhet. "Känner du inga lukter alls? Inte ens starka lukter?" Sen viftas det hela bort som något något ganska konstigt men också helt oviktigt. Det här tycks för övrigt vara en vanlig reaktion om man försöker få hjälp av sjukvården, världen över. Enda gången jag själv har nämnt det för en läkare var den enda reaktionen från honom "Jaha, det var ju trist för dig..." och sen fortsatte samtalet om helt andra saker.

Slutligen har vi de som reagerar med eftertänksamhet och allvar: "Oj, vad intressant..." följt av en ännu mer eftertanke och kommentarer om hur svårt det är att förstå vad det innebär. Detta är nog den reaktion jag själv helst möts av. Den är ju uppmuntrande på det viset att den visar att personen faktiskt lyssnar och försöker förstå. En ofrånkomlig nackdel är att den samtidigt är lite nedslående eftersom den förstärker känslan av att jag inte förstår vad det är jag går miste om.

Vad kan man då göra om man är en människa som kan känna lukt och har någon med medfödd anosmi i sin närhet, som ett barn, ett syskon, en förälder, en partner, en vän, en kollega. Vad kan man göra för att underlätta livet för anosmikern? Det finns tre enkla saker:

<u>Den första</u> och absolut viktigaste är att komma ihåg att personen inte har något luktsinne.

Med medfödd anosmi tvingas jag hela tiden lära mig och memorera regler och rutiner som är kopplade till lukter: Att duscha när jag varit svettig, att använda deodorant, att tänka på andedräkten, att komma ihåg att ta ut soporna, att se till att kläderna är rena och luktar gott, och så vidare. Allt detta gör jag och andra anosmiker för att inte stöta oss med er som känner lukt. Som gentjänst skulle vi uppskatta om ni kunde komma ihåg att vi är anosmiker, att vi inte har något luktsinne, så vi inte behöver påminna er.

Att människor i min omgivning har så oerhört svårt att komma ihåg min anosmi beror förmodligen dels på att anosmi är så ovanligt och ouppmärksammat i vårt samhälle, och dels på att de allra flesta är så omedvetna om hur ofta de refererar till lukt och doft. Men som anosmiker är det irriterande och frustrerande att så många i ens omgivning, ofta till och med inom familjen, har så svårt att komma ihåg att lukter och dofter inte existerar för mig.

<u>Den andra</u> är att låta oss låna era näsor när vi ber om det.

Om jag frågar om en tröja luktar svett så är det inte därför att jag är nyfiken på hur tröjan luktar. Jag vill bara veta om jag kan ha den en dag till eller inte. Och du måste ta det beslutet åt mig, för jag kan inte. Jag har ju inget att jämföra med och kan därför inte ens ha en åsikt. Så du måste våga ta det beslutet åt mig.

Samma sak om jag frågar om mjölken eller skinkan eller någon annan matvara luktar okej, så jag kan äta det. Det är inte för att få en andra åsikt. Jag ber er att göra det luktprov som jag själv inte kan göra. Och återigen, du måste ta beslutet.

En annan anosmiker beskrev en situation där hon var tvungen att få låna en näsa: Hon upptäckte att en kudde i soffan var blöt i ena kanten och även dynan under. Men vad var det för vätska? Hade någon spillt vatten eller var det hunden som hade kissat? Om det var vatten var det ju inget problem. Då kunde hon bara vänta tills det torkat, men om det var hundkiss måste kudde och dyna tvättas. Utan luktsinne var det helt omöjligt att avgöra vad det var för vätska, såvida hon inte smakade på vätskan. Men vem vill smaka om det riskerar att vara hundkiss?

<u>Den tredje</u> är att vara toleranta och ha överseende de gånger vi misslyckas. När vi ibland tar fel beslut eller helt enkelt glömmer någon av alla de luktregler vi försöker memorera, så är det ju inte därför att vi inte bryr oss om det, utan därför att vi inte märker någon skillnad för egen del. Acceptera att vi ibland missar och låt bli att påpeka det på ett kritiserande sätt.

Jag vet att lukter är viktiga för er som kan känna lukt så det är helt okej om ni känner att ni måste berätta för mig vad ni känner för doft. Men formulera det inte som en fråga. En fråga antyder ju att ni tycker att jag borde kunna svara, och det kan jag inte. Om mina kläder luktar illa, eller om ni tycker att jag borde ta en dusch, säg det på ett finkänsligt sätt. Antyd inte att jag själv borde veta detta för det kan jag faktiskt inte.

Eller som en annan anosmiker uttryckte det: Att säga till en anosmiker att hon luktar illa är som att säga till en blind person att hennes kläder är fula.

Alltså, tre punkter:

1) Kom ihåg att en person är anosmiker.

2) Fungera som våra näsor när vi ber om det.

3) Ha överseende de gånger vi misslyckas.

Utöver dessa tre praktiska regler så finns det en mer övergripande insikt som är viktig att komma ihåg, kanske särskilt om man är förälder till ett barn med medfödd anosmi:

Dofter och lukter existerar inte för den som har medfödd anosmi.

Jag har tryckt på detta enkla faktum flera gånger i den här boken, och jag har gjort det väldigt medvetet, för att ni verkligen ska tänka efter och försöka förstå vad det innebär. Lukter existerar överhuvudtaget inte för oss!

Det här skapar en stor skillnad mellan oss som aldrig har haft något luktsinne och de som haft det men förlorat det. Vi är åtskilda av en avgrundsdjup klyfta. Den som förlorat sitt luktsinne vet genom egen erfarenhet att lukter existerar, även om hon inte längre kan känna lukt. Hon förstår skillnaden mellan sådant som luktar gott eller illa, mellan sådant som luktar och sådant som saknar doft. Jag som har medfödd anosmi lever i en värld som helt saknar doft och lukt. Med er hjälp kan jag lära mig en del vardagsregler som gör att jag kan försöka passa in i er luktgalna värld, men *jag kan aldrig förstå vad lukt är, eftersom lukter aldrig har existerat i min värld.*

Men trots den stora skillnaden mellan de två grupperna anosmiker så finns det mycket som förenar oss och vi tillhör alla samma anosmiska värld.

DEL III

DEN ANOSMISKA VÄRLDEN

Förvärvad eller medfödd

Hittills har jag inte gjort någon större skillnad mellan de två huvudsakliga typer av anosmi som finns: Förvärvad och medfödd. Det finns likheter mellan dem men samtidigt påverkar de människor väldigt olika.

Med "förvärvad anosmi" menas att man från början har ett fungerande luktsinne, men där någonting plötsligt gör att man förlorar luktsinnet. Maten smakar mindre eller inte alls, de kan inte längre känna vädrets eller årstidernas växlingar genom dofter, de kan inte känna blomdoft, osv. De slipper visserligen också att känna det som luktar illa, men det hjälper inte. En hel dimension av deras värld försvinner i ett slag.

För de allra flesta är det bara tillfälligt. Det varar bara några dagar, någon vecka, någon månad, eller i värsta fall något år men till sist kommer luktsinnet igång igen. Men för några går tiden och inget förändras. Förlusten av luktsinnet tycks bli bestående och oftast kan ingen säga om eller när de kommer att återfå luktsinnet. Många inom sjukvården har aldrig hört talas om anosmi och har ingen kunskap om det. Bristen på information och ovissheten om luktsinnet ska komma tillbaka eller inte beskrivs ofta i traumatiska termer. De som drabbats saknar verkligen förmågan att känna lukt, bokstavligen i ordets alla betydelser, därför att det har förändrat hela deras liv. Ibland leder anosmin till depression eller, i värsta fall, till självmord. De som förlorat sitt luktsinne vet nästan alltid exakt när det skedde och hur länge de saknat det. Om du frågar så berättar de om alla läkarbesök, om sin förtvivlan över att inte kunna få några klara besked om det finns någon bot eller någon prognos om när de ska kunna känna lukt igen. Många ägnar massor av tid åt att på egen hand försöka hitta botemedel som ska göra att de får tillbaka luktsinnet. Att förlora luktsinnet är oftast en traumatisk upplevelse.

Att vara född med anosmi är inte alls på det viset. För mig handlar det inte om att jag inte känner lukt. Det finns helt enkelt inga lukter i den värld jag upplever och därför saknar jag inte lukterna. Jag lever i en annan värld än den som människor med luktsinne lever i. I vissa avseenden är min värld radikalt annorlunda men jag är så van vid min luktfria värld att jag sällan tänker på hur annorlunda den är.

Forskarna tror idag att ungefär 20 procent av befolkning, alltså var femte(!) människa, någon gång i livet drabbas av tillfällig anosmi. De allra flesta återfår dock sitt luktsinne, men för ungefär en procent av de som drabbas, ca två promille av befolkningen – en på 500, blir det bestående. Förvärvad anosmi är alltså relativt vanligt.

När det gäller medfödd anosmi finns det få riktigt bra uppskattningar, eftersom de allra flesta av oss aldrig uppsöker sjukvården. En del forskare har försökt gissa hur stor andel av befolkningen som har medfödd anosmi baserat på de data som finns, men gissningarna varierar väldigt mycket. Från en på tusen födslar till en på miljonen. Så en tysk studie som publicerades 2012 kanske hamnade ganska rätt när de drog slutsatsen att mellan en och två per tiotusen föds med anosmi.

Att medfödd anosmi är ovanligt kan man visa även indirekt. Nästan alla som går med i Facebook-gruppen *Congenital anosmia* (på svenska: Medfödd anosmi) skriver att det är första gången de får kontakt med andra anosmiker. Att ha medfödd anosmi är så ovanligt att de allra flesta lever hela sitt liv utan att någonsin träffa någon annan öga-mot-öga. Fast hur skulle jag veta om jag träffade någon annan med medfödd anosmi. Det är en dold funktionsnedsättning och vi pratar sällan om den, så även om det skulle finnas andra anosmiker i min omgivning, hur skulle jag kunna veta det?

Men hur får man anosmi?

Vad orsakar anosmi?

För att förstå hur en människa blir anosmisk måste man förstå ungefär hur luktsinnet är uppbyggt. Dess olika delar och hur de fungerar tillsammans.

Det mesta i vår värld utsöndrar doftmolekyler. Olika ämnen utsöndrar olika sorters molekyler. När dessa doftmolekyler kommer in i näsan hos en människa så reagerar de med receptorceller som sitter på ytan av slemhinnan i näsan. Den totala ytan som är täckt med luktnervceller är ungefär 5 cm^2 och där finns totalt omkring 50 miljoner receptorceller och dessa kan delas in i cirka 350 olika typer av receptorer. Det kan låta mycket men som jämförelse kan nämnas att på en del hundraser är ytan mer än 15 gånger större, så det är inte så konstigt att hundar har bättre luktsinne än människor.

Från luktnervcellerna går det nervfibrer upp genom små håligheter i själva skallbenet ovanför näshålan, upp till den så kallade luktloben, och därifrån vidare rakt upp till den del av hjärnan där luktsignalerna processas och tolkas. Genom att kombinera och tolka signalerna kan en människa urskilja åtminstone 10 000 olika individuella dofter. Det finns forskare som hävdar att siffran är många gånger högre, att det kanske rentav rör sig om en miljon olika dofter. Oavsett vilken uppskattning som är korrekt så upplevs de flesta dofterna som obehagliga. Det säger kanske nånting om luktsinnets ursprungliga funktion för oss människor – att identifiera och undvika sådant som är farligt eller ohälsosamt för oss.

Vad är det då som gör att någon drabbas av anosmi?

Förvärvad anosmi beror oftast på antingen sjukdom eller fysisk skada. Listan över sjukdomar som kan orsaka anosmi är lång och den innehåller flera relativt vanliga sjukdomar, som förkylning, bihåleinflammation, polyper, diabetes, astma, allergier och så vidare. Det som orsakar anosmi är normalt att dessa sjukdomar orsakar inflammation i det område där luktnervcellerna sitter. Inflammationen hindrar luktreceptorerna från att reagera på doftmolekyler. Om inflammationen hävs återgår oftast allt till det normala. Men ibland skadas hela eller delar av området med luktnervceller och då kan anosmin bli permanent.

Även mer ovanliga sjukdomar kan störa luktsinnet. Bland dem finns flera åldersrelaterade sjukdomar som stroke, Alzheimers och Parkinsons. Anosmi kan rentav delvis användas som en del i symptombilden för dessa sjukdomar. Detsamma gäller Kallmanns syndrom som är en genetisk störning av könsutvecklingen. Anosmi kan även uppträda i samband med multipel skleros (MS) och Cushings syndrom. Dessutom kan en del mediciner som biverkan störa luktsinnet, och det kan även rökning göra.

Anosmi kan också orsakas av fysiska skador. Ett kraftigt slag mot huvudet kan skada den del av främre hjärnloben där luktcentrum sitter, eller slita av de nervtrådar som går genom skallbenet från näshålan upp till hjärnan. Fast många gånger är det omöjligt att fastställa exakt vad som har hänt, exakt varför någon har förlorat luktsinnet.

För medfödd anosmi är den vanligaste orsaken troligen någon form av genetisk störning. När de delar som hör till luktsinnet ska utvecklas under fosterutvecklingen så orsakar ett fel i den genetiska koden att något blir fel. Ibland är den här typen av förändring ärftlig och andra gånger uppträder den helt spontant. En magnetröntgen kan ibland visa exempelvis att anosmikern helt saknar luktnervceller, att nervfibrerna som ska gå upp genom skallbenet saknas eller att luktloben saknas eller är ofullständigt utvecklad.

Ibland finns alla delar på plats men det går inga signaler från luktnervcellerna i näsan upp till hjärnan. Förklaringen kan vara att någon del i systemet skadades i samband med förlossningen eller nära födseln. I dessa fall handlar det alltså egentligen om en form av förvärvad anosmi, men skadan sker så tidigt i barnets liv att barnet inte har något minne av att någonsin ha känt lukt. Det hela kommer därför att uppfattas och beskrivas som medfödd anosmi. Många gånger hittar man överhuvudtaget ingen förklaring utan man kan bara konstatera att personen inte kan känna lukter och inte har några minnen av att någonsin ha gjort det.

Vad orsakade min egen anosmi? Det vet jag inte och det spelar faktiskt ingen roll. Den är en del av den jag är på samma sätt som att jag har blå ögon eller ett bra öra för musik. Den här bristen på intresse för vad som har orsakat min anosmi är något som jag delar med många andra med medfödd anosmi. För de som förlorat sitt luktsinne är det oftast precis tvärtom. De vill oftast veta exakt vad som hänt.

Vad har då framtiden i sitt sköte för oss? Finns det botemedel mot anosmi?

Behandling och hjälpmedel

Om man har anosmi, finns det några medicinska trick för att trigga igång luktsinnet? Det korta svaret är "nej", fast det beror på vad orsaken är.

Om anosmin beror på inflammation i näsans slemhinnor så kan ibland behandling med antiinflammatoriska medel som antibiotika eller kortison minska inflammationen. Om inflammationen kan hävas eller åtminstone dämpas så kan patienten ofta återfå luktsinnet. I några fall lär steroider ha använts som ett alternativ för att dämpa svullnaden.

Om orsaken till anosmin är någon form av hjärnskada, efter slag eller fall, så går det oftast inte att göra nånting. Då blir anosmin permanent. Men om slaget eller fallet bara har slitit av nervtrådarna som går upp genom skallbenet så kan de ibland koppla ihop sig igen. Det pågår forskning för att hitta tekniker som underlättar denna process. En sådan teknik är att låta personer med förvärvad anosmi träna med olika lukter. Personerna får några tydliga dofter som de tränar på flera gånger om dagen i flera veckor eller månader. I en del fall tycks detta ha förbättrat luktsinnet.

För medfödd anosmi är situationen helt annorlunda. I många fall hittar man ingen orsak och då finns inte heller något att behandla. I de fall man hittar en tydlig orsak så tycks den vanligaste vara att den så kallade luktloben saknas eller är ofullständigt utvecklad och detta går inte att åtgärda med dagens medicinska teknik. I framtiden är det dock möjligt att man under vissa förhållanden skulle kunna ändra på detta.

Under de senaste åren har man gjort vissa framsteg vid studier på möss. En av de tekniker som studeras är genterapi. Det har använts för att få luktceller att börja utvecklas och att få nya nerver att växa ut som ersättning för skadade nerver i nosen på möss. Än så länge är detta dock bara experiment i laboratorier. Även om forskningen skulle visa sig bli lyckosam på sikt så är det en lång väg från experiment på möss till praktisk tillämpning på människor. Dessutom kan man fråga sig hur fullständigt ett sådant luktsinne skulle bli. Skulle man verkligen ha glädje av det?

Men det finns en annan väg, ett annat utvecklingsspår som vi kanske skulle ha mer nytta av, framförallt vi med medfödd anosmi: Elektroniska näsor.

Det finns ju redan sensorer som kan identifiera alkohol och dofter som frigörs från exempelvis vissa sprängämnen, och det är mer på gång. Flera företag försöker utveckla olika typer av doftsensorer för mer vardagligt bruk. Det rör sig om två huvudtyper av sensorer – passiva och aktiva.

En variant av passiva sensorer består av en gel som reagerar på ett visst ämne eller en viss sorts molekyler och då byter färg. Den typen av sensorer skulle kunna användas i hemmet och exempelvis kunna upplysa en anosmiker om att det är dags att vädra för att det inte ska lukta illa i lägenheten, huset eller rummet. Det finns också sensorer som kanske skulle kunna användas i kläder för att tala om för oss om en tröja luktar svett.

De aktiva produkterna är tänkta att fungera som en sorts elektroniska näsor. Man riktar e-näsan mot ett föremål, den "sniffar" med hjälp av en liten inbyggd fläkt och sedan redovisar den vad den känner på en skala. I sin enklaste form skulle den då kunna vara förinställd på dofter som skulle göra det möjligt att avgöra om en matvara är ätlig eller inte. Sådana apparater finns redan, inklusive en variant som varnar för läckande gas från en gasspis. En mer avancerad variant skulle både kunna identifiera olika sorters lukter och ange styrkan i lukten. Det finns också idéer om sensorer som skulle kunna byggas in i kylskåp och som automatiskt skulle varna när något i kylskåpet börjar lukta illa.

Ett fåtal produkter finns redan tillgängliga och flera företag säger att mer kommer att finnas tillgängligt för oss konsumenter om bara några år. Fram tills dess får vi klara oss med mänskliga näsor som hjälp. Som tack för hjälpen kan vi faktiskt hjälpa till i vissa situationer. När jag berättar att jag är anosmisk drar de flesta den korrekta slutsatsen att jag inte störs av sånt som stinker. Min anosmi gör mig därför ibland till ett slags superhjälte!

ANOSMISKA SUPERHJÄLTAR

I vår familj har det alltid varit naturligt att låta mig ta hand om sånt som luktar illa. När barnen var små var det jag som skötte om dem när de var magsjuka. Jag kunde utan problem sitta med dem när de kräktes och utan bekymmer ta hand om spyor och nedbajsade sängkläder eftersom för mig luktade det ingenting om det.

I sommarstugan har vi en sorts mulltoa där bajset hamnar i en plastpåse i en sorts hink. När påsen börjar bli full lyfter man ut den och lägger undan den så att innehållet komposteras. De andra i familjen har alltid tyckt att det är äckligt att hantera påsarna, så det har alltid varit mitt jobb.

Om vi har glömt mat i kylskåpet så länge att den börjat lukta så är det oftast jag som får ta hand om den. Glasburkar ska ju till glasåtervinningen så jag tömmer och sköljer burken först. De andra i familjen undviker ofta att vara i köket tills jag hunnit ta ut soppåsen.

Fast det kan ju bli lite konstigt ibland. När vi nyligen renoverade en toalett i huset så demonterades alla vattenlås, så att tre avloppsrör stod vidöppna. För att det inte skulle lukta avlopp i hela huset så proppade rörmokaren igen alla rören med vanliga plastkassar. Dessvärre var det tydligen inte helt tätt vid något av rören så det läckte ut en stank av avlopp i huset. Eftersom övriga i familjen inte ville gå in där så blev det mitt jobb att åtgärda det hela. För mig var ju toaletten lika luktfri som tidigare. Sagt och gjort, utrustad med nya plastkassar och lite annat tog jag itu med uppgiften. Problemet var ju bara att jag ju inte kunde veta från vilket av rören det läckte lukt. Så det var bara att försöka göra om alla pluggningarna och hoppas att det höll tätt sen. Själv hade jag ju ingen aning om hur resultatet blev, om det slutade lukta eller inte.

Ibland kan anosmin få oväntade konsekvenser. En anosmiker som arbetar i en affär berättade hur det en dag kom in en man som såg rätt så sliten ut. Han behövde hjälp med att hitta nånting speciellt så hon hjälpte honom. Det tog en halvtimme innan de hade hittat det han skulle ha. När han hade betalat och lämnat affären kom kollegorna fram och berömde henne för att hon stått ut med honom i en halvtimme trots stanken. Vilken stank, tänkte hon, och insåg att hennes anosmi hade gjort att hon hade behandlat honom som vilken kund som helst. Kanske var det därför han var så översvallande tacksam när han lämnade affären? Och tänk om det rentav var så att även han var anosmiker?

Anosmin kan också skapa ofrivillig komik. I gymnasiet skulle vi en gång dissekera grodor på en biologilektion och alla klagade högljutt på hur äckligt det var, utom jag. Jag förstod inte hur de andra kunde tycka att en död groda var så äcklig. Nyligen berättade en annan anosmiker en liknande historia, men med ett tillägg. Skälet till att hon inte led av övningen var därför att hon inte kände lukten av formalinet som grodorna låg i innan övningen började. Formalin luktar tydligen väldigt illa, och plötsligt inser jag att jag kanske har missförstått hela situationen i alla år. Det kanske var lukten av formalin som alla i min skolklass klagade på och inte grodorna?

En kvinnlig anosmiker berättade en historia om när hon som ung började dejta sin blivande make som spelade ishockey. Hon berättade från första början att hon var anosmiker, men han ryckte bara på axlarna och sa "Okej" och förstod nog inte riktigt innebörden. Första gången hon följde med honom på en match så gick hon ner till omklädningsrummet när matchen var slut och gav honom en kram och puss. Han stelnade till och tittade på henne som om hon var tokig och utbrast: "Jisses! Du känner verkligen inte hur jag luktar!? Du är den första flicka jag träffat som vill kramas efter en match!". Hon fick senare höra att ishockeyspelarnas skydd och handskar luktar väldigt illa efter en match, men naturligtvis inte för henne.

Ett tillfälle när jag själv hade fördel av min anosmi var i lumpen. Vi hade en fältövning en kylig höstdag för att träna på att skydda oss mot kemiska stridsmedel. I korthet gick det ut på att vi gick klädda i regnställ och gasmask hela dagen. Alla andra svor och klagade på hur illa det luktade i gummimaskerna och hur äcklig luften kändes när de andades genom maskens filter. Som jag minns det så tyckte jag att det var helt okej att ha på masken. Luften kändes precis som vanligt och det påminde om att dyka med cyklop och snorkel sommartid.

Mot slutet av dagen samlades vi och befälet berättade att vi skulle förflytta oss en bit till en saneringsstation där övningen skulle avslutas. Där skulle alla få ta av sina masker, utom två frivilliga vakter som skulle övervaka allting tills allt var klart. Några frivilliga? Jag anmälde mig naturligtvis eftersom det var helt okej för mig att ha masken ett tag till. Den värmde ju rentav en del i höstkylan. Alla andra skrattade och skakade på huvudet så befälet beordrade en till "frivillig". Vi marscherade därefter till saneringsstationen där alla utom vi två vakter fick klä av sig nakna och tvätta hela kroppen, utomhus, med kallvatten, i fem plusgrader. En och annan svor högt och undrade om jag hade vetat om detta när jag anmälde mig frivilligt. Jag bara skakade på huvudet och log inne i min mask, fullt påklädd och varm.

När jag tänker tillbaka så minns jag att de andra klagade på lukten från gasmasken men när det hände tänkte jag aldrig tanken att jag upplevde gasmasken på ett annat sätt än de andra. Jag minns att jag inte förstod varför de andra tyckte det var så äckligt att ha på den men jag kopplade aldrig ihop det med min anosmi. Där finns en av skillnaderna mellan min värld och en värld med lukter. En anosmiker upplever aldrig något som riktigt äckligt eller vämjeligt på det sätt som människor med luktsinne gör.

INGET ÄR ÄCKLIGT

På temat "sånt som luktar illa" finns en intressant detalj: Känslor av äckel. För den som kan känna lukt kan en del lukter framkalla rent fysiska reaktioner. Lukten av kräkningar, avföring, rutten mat, osv, kan upplevas så äcklig att den orsakar illamående och rentav framkallar kräkningar. Det här är en biologisk funktion som ska varna oss för farliga platser och dålig mat.

Finns det något motsvarande för en anosmiker? Det korta svaret är "nej". Det fungerar snarare tvärtom. För den som vet hur avföring eller spyor luktar är synintrycket sammankopplat med de känslor av äckel som lukten framkallar. Det gör att det kan räcka med att se något sådant, utan att känna lukten, för att framkalla illamående. För en del kan det räcka med prat om något som luktar väldigt illa för att framkalla känslor av äckel. Om det sker när man sitter och äter kan det rentav få personen att helt tappa aptiten och avbryta måltiden. Eftersom jag aldrig har känt lukten av äckliga saker så har jag aldrig gjort den associationen eller kopplingen. Därför upplever jag inte avföring eller spyor som äckliga på samma sätt som den som kan känna lukt.

Följande berättelse, som jag fått från en anosmisk kvinna, beskriver det hela på ett underbart sätt.

Hon skulle åka tunnelbana hem under rusningstid. Det var trångt och stökigt på perrongen när tåget rullade in. Tåget stannade, dörrarna öppnades och plötsligt blev det helt folktomt framför henne. Alla drog sig mot vagnarna på sidorna, trots att vagnen framför henne var helt tom. Hon förstod ingenting men gick fram mot vagnen för att kliva in. När hon tittade sig omkring såg hon hur andra tittade och pekade på henne och pratade sins emellan medan de försökte tränga sig in i de andra, överfyllda vagnarna. Hon klev in i den helt tomma vagnen och såg sig omkring. Hon noterade då att en bit bort i vagnen låg det något mitt i gången. Det såg ut som bajs. Så hon log, satte sig med ryggen åt högen, och njöt av att ha en hel vagn för sig själv.

För den som vet hur det måste ha luktat i vagnen är det förmodligen helt orimligt att tänka sig att sitta där. För henne som var anosmiker var ju vagnen luktfri, så varför inte njuta av att få en egen vagn? Jag hade förmodligen gjort precis likadant.

En annan liknande historia:

En anosmisk student kom ovanligt tidigt till en föreläsning, så salen var tom när hon klev in. Hon satte sig mitt på en av de främre raderna och la upp fötterna på bänken framför. Efter en stund tittade en annan student in, grimaserade, backade ut och stängde dörren. Fler och fler tittade in, men alla gjorde likadant. Till slut var det överfyllt utanför föreläsningssalen, men hon var ensam där inne. Läraren kom in och konstaterade med plågad min att studenten uppenbarligen hade trampat i hundbajs eller något annat väldigt illaluktande alldeles innan hon gick in i salen. Hon blev ombedd att tvätta av skosulorna, och föreläsningen flyttades till en annan lokal medan man vädrade.

Det är nog ingen skillnad i hur anosmiker och luktare upplever sånt som spindlar, krälande maskar, tusenfotingar eller kackerlackor, eftersom där bygger inte den obehagliga upplevelsen på doft utan på synintrycket. Men om jag ser någonting som jag tycker är äckligt så kan jag helt enkelt blunda eller titta åt ett annat håll och problemet är löst. Om den som kan känna lukt plötsligt känner en äcklig lukt så kan hon inte lukta åt ett annat håll eftersom lukten finns överallt omkring henne. Även om hon håller för näsan och stänger munnen så måste hon till sist andas och då kommer stanken tillbaka. Enda lösningen är att lämna platsen eller inte gå dit där stanken finns, som i exemplen ovan.

Det finns dock en komplikation för min del. Stank och dålig lukt kan tydligen bita sig kvar i kläderna, i håret och i huden. Jag skulle alltså kunna bära med mig stanken efter att ha varit på en illaluktande plats, och jag skulle inte ens veta om det.

Men lukter har även en annan, mindre uppenbar effekt. De påverkar hur människor uppfattar världen omkring dem ur ett mer allmänt perspektiv.

RENARE MEN FULARE

En luktande människa bedömer mycket i sin omgivning utifrån hur det luktar. Det gör naturligtvis inte jag. På samma sätt som jag inte känner dåliga lukter så känner jag naturligtvis inte heller goda dofter. När jag i början av boken beskrev en vanlig dag så nämnde jag att jag inte kände doften av vårblommorna eller av det regnvåta gräset. Så är det naturligtvis hela tiden.

När jag skurat golvet så ser jag att det blir vått och jag ser om eventuella fläckar försvinner, men när golvet har torkat så finns det inget som påminner mig om att det är nyskurat. Om min fru kommer in så kommenterar hon omedelbart att det luktar såpa och luktar rent. Om vi tar in blommor från trädgården kommenterar min fru ofta hur gott de luktar. Jag ser att blommorna har lite olika utseende och färg, men mer än så är det inte. Samma sak gäller naturligtvis allt annat som luktar gott.

Väldoft adderar nånting till det som människor uppfattar som vackert, så dofter bidrar till att göra världen lite vackrare. Min värld saknar därför en del av den skönhet som en luktande människa uppfattar. Man skulle rentav kunna säga att min värld är lite fulare än den värld som andra människor lever i.

Men den stora skillnaden är nog den motsatta.

När vi kommer hem från jobbet kan min fru kommentera att det luktar instängt, eller att det luktar i köket därför att vi glömde ta ut soppåsen på morgonen innan vi åkte till jobbet.

Handdukar kan lukta illa, och sängkläder, kattlådan, svettiga kläder, och så vidare. Det finns tydligen en hel massa saker i vår omgivning som kan lukta illa för den som har ett fungerande luktsinne.

Vi har hästar. När vi kommer hem från stallet efter att ha borstat och ridit dem så kan min fru påpeka att ridkläderna närmast stinker av hästdoft och svettlukt. Men för mig känns kläderna precis likadana som innan vi var i stallet. Lika lite som jag känner väldoft så känner jag sånt som luktar illa, oavsett hur starkt det luktar.

Jag skulle alltså kunna vara någonstans där det fullkomligt stinker av smuts, avföring, mögel, eller något annat ohälsosamt, utan att veta om det. Det här gör att jag alltid uppfattar världen som renare än den egentligen är och det här är antagligen den största skillnaden mellan den värld jag upplever och den som en luktare upplever.

Min värld är i grund och botten alltid ren.

Det kan naturligtvis ligga skräp på golvet, kläder kan ha fläckar, jag kan se att soppåsen i köket är full eller att någon har glömt att spola efter sig på toaletten. Men det finns inget mer än det jag ser. Om jag tittar bort så att jag inte ser smutsen så finns det inget som påminner mig om den och även om jag ser den så väcker den inte äckelkänslor hos mig. Det här skapar en skarp gräns mellan den luktande värld som andra upplever och min luktfria värld: Min värld är alltid ren, medan luktarnas värld alltid är lite smutsig.

Det här påverkar inte bara hur jag uppfattar olika miljöer utan även hur jag uppfattar andra människor. För mig är alla människor alltid rena, på så sätt att i min värld luktar ingen någonsin svett, smuts, skit, osv.

Utöver att göra världen lite vackrare eller smutsigare så kan dofter också skapa ett slags upplevelse av sammanhang, att man verkligen känner sig omgiven av den miljö man vistas i.

När jag och min fru går i en skog så ser vi träden, växterna på marken, stenar, vi hör fåglar, kanske insekter, vinden som susar, och så vidare. Men min fru är dessutom omgiven av skogens alla dofter. Dofterna förstärker känslan av att befinna sig i just den sortens skog och förstärker hur hon uppfattar platsen där hon är. Om hon blundar så gör dofterna att hon fortfarande känner att skogen finns kvar runt henne. När jag blundar finns ljuden kvar, men inget annat. Skogen försvinner på sätt och vis när den inte längre syns.

Den här kopplingen mellan dofter och platsen man befinner sig på tycks kunna skapa en känsla av trängsel, eller att omgivningen är fylld av något. Ett mötesrum fyllt av människor, en affär med många kunder, en restaurang, tunnelbanan, och så vidare, kan upplevas som trånga och fyllda, ha dålig luft, så att det känns obehagligt eller rentav svårt att andas där inne. Men för mig känns luften oftast likadan överallt och jag upplever därför inte samma känsla av trängsel. Dofter kan alltså förstärka känslan av den miljö man vistas i för den som kan känna lukt.

En annan skillnad handlar om vilket av våra sinnen som definierar vår upplevelsehorisont. För mig som är anosmiker begränsas den av vad jag kan se och höra. Men eftersom dofter kan spridas på ett helt annat sätt än både ljus och ljud, och över mycket längre avstånd, så kan den som kan känna doft uppfatta doftkällor som ligger bortom syn- och höravstånd. Det gör att jag som anosmiker har en mer begränsad upplevelsehorisont.

Om jag sitter i ett rum så ser jag rummet och kan i bästa fall genom dörröppningen skymta och höra vad som händer i ett intilliggande rum. Den som även uppfattar lukt kan få en föraning om vad som händer utom synhåll i ett annat rum, exempelvis att det lagas mat eller bryggs kaffe i köket en bit bort. Jag får naturligtvis ingen sådan förvarning, utan det kommer som en överraskning när någon plötsligt säger att "nu är kaffet klart".

Det är likadant utomhus. En luktande människa som är ute och går i en främmande stad kan plötsligt känna en doft som kommer från gathörnet längre fram, och får då en föraning om vad som finns där. När hon når hörnet kan synintrycket bekräfta det luktsinnet redan förvarnat om. Jag har ingen aning om vad som döljer sig bakom nästa gathörn förrän jag rundar hörnet och ser vad som finns där. Det fungerar på motsvarande sätt ute i naturen. Den som känner lukt kan känna att en bonde gödslar sina åkrar långt innan hon ser åkern och eller hör traktorn. En doft av saltvatten och tång kan avslöja att havet väntar där skogen tar slut, flera kilometer bort. För mig blir det en överraskning att plötsligt höra och se att bonden kör traktor på åkern och på avstånd kan jag kanske inte alls uppfatta att bonden sprider gödsel. På samma sätt blir det en överraskning för mig att det är hav där skogen tar slut.

Min upplevelsehorisont ligger alltid lite närmare mig än den gör för den som kan känna lukt. Man skulle därför kunna säga att den värld jag upplever är lite mindre än den värld man upplever om man har lukt som ett femte sinne. Men lukt påverkar inte bara hur vi upplever världen här och nu. De är också kopplade till minnen.

Minnen och tid

Dofter och lukter är intimt kopplade till minnen. De har förmågan att få människor att plötsligt minnas speciella händelser och situationer ur det förgångna, framförallt ur barndomen. Det intressanta med dessa minnen är att de oftast dyker upp helt oväntat och att det ofta rör sig om händelser eller situationer som man har glömt. Man brukar därför kalla dessa minnen "ofrivilliga", eftersom man inte medvetet frammanar dem. Typiska exempel är när någon plötsligt känner doften av exempelvis en maträtt som serverades när personen var barn, eller ett rengöringsmedel som användes i barndomshemmet. Det kan också vara en specifik kombination av dofter. Ofta är det trevliga minnen, men inte alltid. Dofter kan också väcka minnen om otrevliga eller sorgliga upplevelser som mer eller mindre förträngts. Luktsinnet kan på det viset helt oväntat och okontrollerat plocka fram bortglömda eller förträngda minnen ur det förflutna.

Den som har medfödd anosmi saknar naturligtvis helt och hållet detta system och har inget annat som ersätter det. Jag riskerar inte att plötsligt bli ofrivilligt påmind om mitt förflutna. Flera anosmiker jag varit i kontakt med har dock berättat att musik ibland kan framkalla minnen på ett sätt som åtminstone delvis påminner om de ofrivilliga minnen som lukt kan uppväcka. Jag har själv upplevt samma sak men det är oftast bara diffusa minnen. Vissa av The Beatles låtar kan påminna mig om när jag lekte med vissa leksaker jag hade som barn. Det beror antagligen på att min storebror spelade dessa Beatles-låtar om och om igen när jag lekte med just dessa leksaker. Annan musik kan på samma sätt påminna mig om när jag läste en viss bok. Men oftast kan musiken bara påminna mig om en viss sinnesstämning och inte om en speciell plats eller någon speciell händelse.

Dofters förmåga att väcka minnen kan på ett sätt sägas påverka tidsuppfattningen bakåt i tiden. Men eftersom dofter i många sammanhang kan transporteras längre än vad man kan se, så kan dofter även påverka hur man uppfattar det som händer just nu genom att förvarna om att något kommer att hända, senare.

När någon lagar mat sprids doften i huset och de som känner lukt vet då att det snart är dags att äta. Doften kan dessutom stimulera aptiten och på det viset ge en sorts glädje redan innan maten är klar. Under måltiden så påverkar lukten hur maten känns smaka, och när den är avslutad kan doften dröja kvar ett bra tag och därigenom påminna om den nyss avslutade måltiden. Luktsinnet förlänger därmed matupplevelsen tidsmässigt. Ett bullbak kan på motsvarande sätt göra att hemmet under många timmar luktar nybakade bullar, och ger också en föraning om glädjen att så småningom få äta bullarna.

Lukt och doft kan alltså förlänga den upplevda tidshorisonten bakåt i tiden genom att doften dröjer kvar och påminner om det som hänt. Men dofter kan också förlänga tidshorisonten framåt i tiden, genom att ge en förvarning om något som ska komma, något som väntar längre fram. Lukter kan på det viset sägas påverka den tidsmässiga upplevelsehorisonten.

Om man lägger ihop den vidgade upplevelsehorisonten, den ökade rumskänslan och den förlängda tidshorisonten som doft kan skapa, så blir resultatet att man med luktens hjälp helt enkelt upplever en större värld. För mig som anosmiker blir det istället tvärtom. Min värld är begränsad till det jag kan se och höra, och den blir därför lite mindre än den värld som en människa med luktsinne kan uppleva.

Jag får ingen förvarning om att det är middag på gång, och när middagen är slut så är den verkligen slut. För mig finns det inget som dröjer kvar och påminner om middagen. När bullarna är undanplockade finns det inget som påminner mig om att det har bakats bullar i huset eller att det väntar fika med nybakade bullar senare. Jag kan inte se det som väntar runt hörnet, och inte heller det som tidigare fanns där men inte längre finns kvar. Jag kan inte uppleva det som finns bortom det jag ser och hör. Jag kan bara uppleva det som finns här och nu, och jag upplever det omedelbart, direkt när jag ser mig omkring. Kanske gör det att jag är mer närvarande i nuet?

Min anosmi gör att jag inte upplever den extra dimension som doften ger när jag ser exempelvis en vacker blomma, men också att min värld helt saknar stank och otäcka odörer. Om man lägger ihop alltihop blir resultatet att jag som anosmiker upplever en värld som är lite mindre, inte riktigt lika vacker men mycket renare än den värld som människor med luktsinne upplever. Gör den skillnaden att jag har ett funktionshinder?

ÄR JAG FUNKTIONSHINDRAD?

Är medfödd anosmi ett funktionshinder, ett handikapp? Den frågan diskuteras återkommande i Facebook-gruppen "Congenital Anosmia" och åsikterna varierar. En del hävdar att de inte lider av anosmin, att den inte påverkar deras vardag och att de inte begränsas i livet av anosmin. Dessutom finns det andra som har det värre, så alltså är inte medfödd anosmi ett funktionshinder. Andra hävdar lika starkt att anosmi självklart är en funktionsnedsättning och därmed ett funktionshinder. Vi saknar ju ett av människans fem sinnen!

I Sverige skiljer vi på funktionsnedsättning, som innebär att man i något avseende har en nedsatt funktion, och funktionshinder, som innebär att funktionsnedsättningen hindrar en i det dagliga livet. Anosmi är utan tvekan en funktionsnedsättning men är anosmi ett funktionshinder? Jag saknar ett av de fem sinnen som människor normalt har, men påverkar det egentligen mitt liv på något sätt? Mitt svar är ett tveklöst "ja"! För mig är det en självklarhet att min anosmi inte bara är en funktionsnedsättning i formell mening, utan den påverkar dessutom i allra högsta grad min vardag.

Man skulle ju kunna tro att detta med att identifiera dålig mat skulle vara det största problemet, men det är det faktiskt inte. Den del som är absolut svårast handlar om hygien. Det är samtidigt det som kanske har störst inverkan på hur vi bedöms av våra medmänniskor. Fast det handlar egentligen bara indirekt om hygien och handlar mer om sociala konventioner.

Väldigt mycket i vårt moderna samhälle kretsar kring lukter. Det är viktigt att vara "hel och ren", det vill säga att varken man själv eller de kläder man bär luktar svett eller smuts. Tvärtom tillhör det gott uppförande att lukta gott. Kläder ska dofta gott av parfymerat tvätt- och mjukmedel. Vi själva ska dofta gott av väldoftande duschtvål, shampoo och deodorant. Tandkräm och munskölj ska göra att vi inte har dålig andedräkt. Reklamen är full av annonser för olika produkter som tillsammans med regelbunden duschning, hårtvätt, tandborstning och byte av kläder ska göra att vi doftar gott.

Den som inte följer de oskrivna reglerna utan går omkring och luktar illa, betraktas som udda, konstig, eller rentav osympatisk. Att vara helt avskuren från allt detta och inte ens veta vad dofter är, gör att man ibland står helt vid sidan av och inte kan delta eller ens förstå. När jag inte vet hur varken jag själv eller mina kläder luktar, hur ska jag då kunna veta att jag uppfyller de luktkrav som samhället ställer på mig? Det enkla svaret är att det vet jag inte. Och det är det som är och alltid har varit det stora problemet med min anosmi.

De oskrivna reglerna är bara ena sidan av problemet. Den andra är omgivningens alla kommentarer om lukt som alltid passerat förbi, ända sen jag var barn, men som jag aldrig riktigt kunnat förstå. De har skapat en diffus odefinierad känsla av att stå utanför, av att aldrig riktigt vara en del av samtalet, av att egentligen inte förstå utan bara låtsas.

Att skriva den här boken har varit en ganska omtumlande upplevelse. Jag har nog aldrig på allvar tänkt att min anosmi har påverkat mitt liv. Men när jag jag nu tittar tillbaka och tänker efter, ordentligt, har jag insett att anosmin alltid funnits där som ett orosmoment. Men eftersom jag inte har vetat någonting om anosmi, inte vetat hur jag ska hantera den och inte haft någon som kan ge mig råd, så har jag helt enkelt försökt att bara vifta bort den och försökt improvisera lite egna regler om hygien och kläder.

När jag nu tittar tillbaka på mina ungdomsår så inser jag att periodvis fungerade det nog inte så bra. Mina föräldrar visste ju inte att jag hade anosmi förrän jag var uppe i tonåren, och även efter att jag hade berättat för dem så insåg de nog inte på allvar vad det betydde och hur det påverkade mig. Och själv förstod jag naturligtvis inte alls. När jag hade tankarna på annat håll så glömde jag ibland de få luktregler som jag själv hade hittat på. Mina föräldrar påminde mig naturligtvis och såg till att jag kom ihåg att duscha och byta kläder, att jag var "hel och ren", men eftersom de till en början inte visste om min anosmi och senare inte kom ihåg den så blev det ingen systematisk kontroll och inlärning. Och efter att jag flyttat hemifrån så fanns det ju ingen alls som kunde hjälpa mig och påminna mig.

Det jag också har insett när jag tittar tillbaka är att den som lärt mig allra mest om hur lukt fungerar och hur jag ska tänka när det gäller vardagliga rutiner för att kunna hantera detta med "hel och ren", är min fru. Men eftersom varken hon eller jag på djupet har förstått vad min anosmi egentligen innebär så har det aldrig varit någon systematisk träning. Istället har hon kommenterat och påpekat när jag missat nånting – glömt att duscha, glömt att byta kläder, och så vidare. Ofta har kommentarerna känts irriterande och rentav orättvisa, men utan dem skulle jag aldrig ha lärt mig hur man gör. Så att jag ändå har fungerat socialt är till stor del hennes förtjänst.

Såhär i efterhand kan jag inte låta bli att undra hur jag fungerade innan jag träffade henne, och hur vi kunde bli ett par. Faktum är att det finns vetenskapliga studier som visar att anosmiker har svårare att bilda par, har färre förhållanden och känner sig osäkrare i de förhållanden de lever i. Så en förklaring är kanske att jag helt enkelt har haft tur?

Anosmin har tvingat mig att väldigt medvetet och planerat försöka ta hänsyn till något som egentligen är helt irrelevant för mig själv och som jag inte ens kan förstå: hur andra uppfattar att det luktar. Och det som ibland kan kännas bittert och orättvist är att jag är tvingad att fortsätta på samma sätt resten av mitt liv. Det kommer aldrig komma en dag när jag kan säga "Nu är jag klar! Nu kan jag strunta i det här med lukt".

Sen har vi problemet med mat, som jag beskrev i ett tidigare kapitel. Min oförmåga att avgöra om mat är okej att äta eller inte. Den funktionsnedsättningen har skickat anosmiker över hela världen till sjukhus efter att ha ätit mat som var så gammal att den var hälsovådlig att äta, och den har fått mig att bland annat dricka sur mjölk och äta mögligt bröd.

Så ja, min medfödda anosmi är en funktionsnedsättning som hela tiden påverkar mitt dagliga liv, även när jag inte tänker på den.

Hur kan det då komma sig att jag inte saknar mitt luktsinne?

Att inte sakna det man saknar

Att sakna något kan betyda att man rent objektivt lider brist på något som man borde ha haft och med den definitionen saknar jag luktsinne. Men jag saknar det inte i den känslomässiga betydelsen att jag längtar efter det eller känner att det är något som fattas. Det är ju faktiskt så att i den känslomässiga betydelsen kan man bara sakna sånt som man har haft, eller åtminstone har något slags upplevelse av vad det är.

Den som är helt blind sedan födseln kan inte förstå vad det innebär att se och kan inte heller förstå vad ljus och mörker är. På samma sätt kan den som har medfödd anosmi inte förstå vad det innebär att känna lukt och inte heller vad skillnaden är mellan olika dofter. Jag har ingen egen upplevelse av vad lukt är. Allt jag vet är genom det andra berättat. För mig är dofter och lukter i grund och botten bara ord, sådant som jag läser om i böcker och tidningar eller som jag hör andra prata om. Men för mig existerar lukterna egentligen inte. Därför kan jag aldrig riktigt förstå hur det där med lukt fungerar, och inte heller förstå hur en värld med dofter upplevs.

En seende person som får en ögonbindel kan få en känsla av hur det är att förlora synen, men inte hur det är att aldrig ha varit seende. För den som vuxit upp med ett fungerande luktsinne är det på motsvarande sätt i grund och botten helt omöjligt att förstå vad det innebär att ha medfödd anosmi, att aldrig ha upplevt lukt, och att därför inte alls veta vad dofter är för något.

Du som läser det här vet förmodligen att vi hela tiden är omgivna av magnetfält. Jordens magnetfält är så starkt att vi enkelt kan läsa av dess riktning med en kompass. Alla elektriska apparater och elektriska kablar som vi är omgivna av skapar dessutom egna små magnetfält. Det betyder att det i ett vanligt rum finns det flera magnetfält av olika styrka och riktning, blandade med varandra.

Tänk dig att du reser iväg till en helt annan del av världen. Under din vistelse där hör du då och då kommentarer som du inte riktigt förstår. Människorna som lever där kommenterar något som de tycks känna, men som du inte alls vet vad det är. Så småningom inser du att människorna runt dig tycks ha ett sinne som kan registrera olika magnetfält. De kan "se" eller känna hur de olika magnetfälten ser ut när de går in i ett rum eller när de rör sig ute i naturen. I skolan har du visserligen lärt dig att det finns magnetfält, men du själv skulle inte ha någon uppfattning om hur det skulle kännas att uppleva magnetfält med ditt "magnetfältssinne". Du skulle vara "magnetfältsblind".

Precis så är det att ha medfödd anosmi. För mig är lukt en ren abstraktion, något som jag har hört andra prata om, läst om i böcker, på samma sätt som jag lärt mig om magnetfält och annan abstrakt kunskap. Och det är detta som gör att jag med medfödd anosmi inte saknar mitt luktsinne, trots att det saknas.

Men även om det känns helt okej att vara anosmisk så har jag ju frågor och vill lära mig mer om anosmi. Var kan jag då hitta svaren?

DEN ANOSMISKA GEMENSKAPEN

Ett av problemen med att ha något ovanligt och okänt är att du inte har någon att prata med. Såvitt jag vet så finns det ingen annan med medfödd anosmi i min närhet så jag har ingen diskutera eller dela mina tankar om anosmi med. Jag kan naturligtvis prata med min familj, vänner eller kollegor men de kan alla känna lukt och förstår därför inte. Att prata om anosmi med människor som kan känna lukt blir oftast en enkelriktad spridning av information därför att de vet och förstår väldigt lite. Det man verkligen behöver är att få prata med andra anosmiker. Då blir Facebook en naturlig knutpunkt.

Det finns flera små grupper på Facebook, med bara några få medlemmar, men det finns också två ganska stora grupper: "Anosmics of the World, Unite!" och "Congenital anosmia".

Den första, "Anosmics of the World, Unite!", är en väldigt bred och allmän grupp, öppen för alla som är intresserade av anosmi. Hösten 2017 hade gruppen knappt 1700 medlemmar och det är en väldigt aktiv grupp som hela tiden växer.

Eftersom förvärvad anosmi är vanligare än medfödd så domineras gruppen av personer med förvärvad anosmi. Mycket av diskussionerna i gruppen handlar därför om hur personerna förlorat sitt luktsinne, om allt de saknar, om tänkbara kurer och berättelser om möten med sjukvården. De flesta inläggen kan delas in i två typer: Information respektive moraliskt stöd.

Att förlora ett sinne är en traumatisk upplevelse men att efteråt inte få relevant uppmärksamhet och information från sjukvården gör det hela ännu värre. Det finns inga stödföreningar, inga psykologer som är tränade i att handleda människor med akut anosmi och inte ens relevant information på modersmålet. För många med förvärvad anosmi är Facebook-gruppen deras enda stöd, deras enda möjlighet att få prata med andra som förstår deras situation. På det viset har den här gruppen en verkligt viktig uppgift.

Informationsdelen är förmodligen minst lika viktig. Den som förlorat sitt luktsinne behöver praktiska råd om hur hon ska hantera olika saker i vardagen. Det finns ett behov av information om mat, möjliga botemedel, och så vidare.

En av fördelarna med en stor grupp med många aktiva medlemmar är att oavsett vilka frågor som ställs till gruppen så finns det nästan alltid någon som har relevanta erfarenheter att dela med sig av. På det viset förstärker gruppen känslan av att inte vara ensam med sin anosmi.

Ibland blir diskussion ganska upphetsad. Det beror oftast på skillnaden i erfarenheter och åsikter mellan personer med förvärvad och medfödd anosmi. Även om det finns likheter mellan grupperna i vissa avseenden så finns det en avgörande skillnad. Den som föds med luktsinne vet vad lukt är och hur det känns att känna hur det luktar. Även om personen förlorar sitt luktsinne och blir anosmisk så vet hon fortfarande hur det är att känna lukt och förstår själva fenomenet lukt. Den som en gång har upplevt den luktande världen kan inte på allvar förstå den totalt luktfria värld som vi med medfödd anosmi lever i. Och för oss som har medfödd anosmi är det omöjligt att förstå den förtvivlan som en del med förvärvad anosmi visar upp när de pratar om förlusten av sitt luktsinne. Även om jag förnuftsmässigt kan förstår deras reaktion så är min känslomässiga reaktion ofta "Vad gnäller ni om? Ni förlorade ju något som inte finns!". Men även om det är min spontana ryggmärgsreflex så kräver vanligt hyfs att jag accepterar andras känslor och erfarenheter.

Mina försök att förstå människor som har förlorat sitt luktsinne har givit mig en unik inblick i den luktande världen och givit mig nya perspektiv på något som jag inte själv kan uppleva. Och för alla de som föddes med luktsinne är den här gruppen en guldgruva av information och moraliskt stöd, så jag kan verkligen rekommendera den till andra anosmiker.

Den andra gruppen heter *Congenital anosmia*, och den vänder sig, som namnet säger, till personer som föddes utan luktsinne. Hösten 2017 hade den 1400 medlemmar. De kommer bokstavligen från hela världen och är i alla åldrar. Majoriteten har medfödd anosmi men det finns även andra medlemmar, exempelvis föräldrar till barn med medfödd anosmi. Diskussionerna i gruppen handlar om frågor som hur vardagen påverkas av medfödd anosmi, om reaktioner från familj och vänner, hur olika mat smakar och hur vi uppfattar världen, men det skämtas också ganska friskt. En intressant detalj är att trots att vi levt med anosmin i hela våra liv så vet de flesta nya medlemmarna väldigt lite om anosmi och diskussionerna i gruppen blir ofta en rejäl ögonöppnare.

En återkommande händelse i gruppen är reaktionen hos nya medlemmar i gruppen. De allra flesta kommenterar att det är första gången någonsin som de har fått kontakt med andra anosmiker. Det var likadant för mig. Jag kan fortfarande minnas känslan när jag blev insläppt i gruppen. Det var en blandning av lättnad, glädje och förvåning. Jag hade ju varit ensam med min anosmi i så många år, utan att egentligen tänka på den och kanske rentav undertrycka sådana tankar. Men så hittade jag plötsligt människor som var precis som jag. Människor som omedelbart förstod när jag ställde en fråga eller beskrev något jag upplevt. Fantastiskt! Äntligen!

En av de stora skillnaderna mellan att födas med anosmi och att förlora luktsinnet som vuxen är att som medfött anosmisk är man totalt avskuren från en dimension av den verklighet alla andra upplever. Du har ingen egen upplevelse av vad 'lukt' är men eftersom du växer upp i en miljö där alla andra kan lukta så imiterar du människorna omkring dig och lär dig att bete dig som dem. Så utan att du vet om det så lär du dig att bete dig som om du kunde känna lukt. Men vad som också blivit tydligt av diskussionerna i gruppen är att eftersom vi alla har fått lära oss detta på egen hand, utan hjälp från människor omkring oss, så har vi alla hittat lite olika strategier för att hantera vår anosmi.

Jag rekommenderar verkligen den här gruppen till alla som har medfödd anosmi och jag hoppas att gruppen kommer fortsätta att växa.

Det finns även andra grupper ute på nätet. Yahoo-gruppen "Anosmia" beskriver sig själv som "epostlista och resurser för människor som saknar luktsinne". Huvuddelen av diskussionerna handlar om förvärvad anosmi och samma sak gäller Reddit-gruppen "Anosmia". En sökning på ordet "anosmia" på Twitter ger flera träffar på både användare och tweets men när jag skriver det här så är det ett bra tag sen någon var aktiv.

En av de få aktiva organisationerna som fokuserar på lukt och smak är FifthSense (www.fifthsense.org.uk). Det är en icke kommersiell välgörenhetsorganisation med bas i Storbritannien, bildad 2012. Dess vision är att få "lukt- och smaksinnet erkänt som viktiga för våra liv, vår hälsa och allmänna välbefinnande". Deras mål är att dels upplysa det omgivande samhället och dels ge råd och stöd till människor som har problem med lukt- eller smaksinnet.

Det finns mycket intressant information på deras webb sajt. Information om störningar i lukt- och smaksinnet, pågående forskning, råd om hur vardagsproblem ska hanteras, och så vidare. De organiserar workshops, deltar i olika publika arrangemang och försöker sprida information till både allmänheten och sjukvården.

Det mesta av informationen handlar om problem med eller förlust av luktsinnet så det mesta handlar alltså om förvärvad anosmi. Det finns dock en speciell sida om medfödd anosmi (www.fifthsense.org.uk/congenital-anosmia/) som är skriven av någon som förstår vår speciella situation.

Det kostar inget att bli medlem och de accepterar medlemmar från hela världen.

Det bedrivs forskning om anosmi på flera ställen runt om i världen. Monell Center i Pennsylvania (www.monell.org) och Center for Smell and Taste vid University of Florida (cst.ufl.edu), båda i USA, är två exempel på organisationer som har mycket forskning om anosmi, både medfödd och förvärvad. Båda organisationerna har relevant information på sina webbsajter, de har forskare som följer vad som händer i Facebookgrupperna om anosmi och ibland söker de frivilliga till sina studier. Så besök på deras webb sidor brukar vara väl använd tid.

Tack var Facebook-grupperna och FifthSense har jag kunnat prata med andra anosmiker och lära mig massor om vad det egentligen innebär att vara anosmisk. En av de saker som jag nog aldrig hade tänkt på om jag inte hade pratat med andra anosmiker är hur min anosmi påverkar min språkförståelse.

Anosmi och språk

En av konsekvenserna av att jag aldrig har känt lukt är att jag egentligen inte förstår en hel rad vanliga ord. Det finns mängder av ord som beskriver dålig lukt, luft och miljö: Äcklig, kväljande, unken, instängd, kvav, fadd, sötaktig, sur, möglig, kräk, bajs, urin, etcetera. Även om jag vet vad alla dessa ord betyder, intellektuellt och abstrakt, så har jag ingen känslomässig koppling till dem eftersom de är knutna till doft vilket gör att jag inte förstår dem. Jag antar att det blir ungefär som när en medfött blind person ska relatera till färger. Samma sak gäller naturligtvis för ord som beskriver angenäma dofter.

Nu invänder antagligen någon och säger att jag borde kunna förstå att luft kan kännas sötaktig eller sur? Jag vet ju hur sött och surt smakar. Ja, jag vet hur exempelvis socker och vinäger smakar men jag kan inte översätta det till den luft jag andas. Ibland försöker jag övertyga mig själv om att jag förstår hur sur luft borde kännas men sanningen är ju att det gör jag inte. För mig är luft alltid bara luft och luft har aldrig någon smak.

Språket är fullt med ord som beskriver lukt och doft och människor beskriver ofta sin omgivning med lukter. Vi har hästar och andra människor kan ibland säga att en miljö luktar stall, bondgård, gödsel, urin, hö, ensilage och så vidare. Utomhus kan det lukta vår, sommar, höst eller vinter, vilket för mig blir helt obegripligt eftersom luften är likadan hela året. Tvål, tvättmedel och mjukmedel marknadsförs ofta med ord som beskriver miljöer, som äng eller havsstrand. När jag tänker på en äng så tänker jag på insekter som surrar och havsstrand får mig att tänka på sand. Ingetdera ger mig associationer till att något blir rent. Och tvål kan heta "mjölk och honung". Hur ska nånting som är sött och klibbigt få mig att associera till rena händer?

En annan vinkel på detta med språk har att göra med hur människor som har luktsinne refererar till anosmi. Eftersom det inte finns något enkelt vardagligt ord för anosmi så har jag valt att genomgående använda orden *anosmi* och *anosmisk* i den här boken. Men i en del texter om anosmi används istället begreppet "luktblind" vilket riskerar att leda tankarna i helt fel riktning.

Ordet "blind" används ofta metaforiskt i olika sammanhang som ersättning för "att inte vara medveten om något". Att "vara blind för" något tolkas synonymt med blunda för, inte vilja se, inte låtsas märka, bortse från, inte vilja fästa sig vid, inte låtsas se, och så vidare. Luktblind kan därför ge intrycket av att den som är "blind för lukter" faktiskt vet vad lukter är för något men av någon anledning inte kan eller vill känna dem. Luktblind missar därmed en av grundbultarna i hur det är att leva med medfödd anosmi: Att jag aldrig upplevt lukter och att de därför inte existerar i den värld jag upplever.

Det andra problemet med "luktblind" är att begreppet används för alla möjliga störningar av luktsinnet, alltså för alla tillstånd där en människa med tidigare fungerande luktsinne har fått försvagat luktsinne, eller plötsligt inte kan känna vissa dofter och så vidare. Men det används även för den process som innebär att människors luktsinne vänjer sig vid dofterna i exempelvis ens eget hem så att man efter ett tag inte längre känner vissa specifika dofter som besökare känner. Detta har absolut ingen koppling till medfödd anosmi.

Så snälla, använd orden "anosmisk" och "anosmi" när du pratar eller skriver om att inte ha något luktsinne.

Med detta börjar vi närma oss slutet på boken. Men två viktiga frågor återstår att besvara.

EPILOG – TVÅ AVSLUTANDE FRÅGOR

I den här boken har jag beskrivit hur mitt liv påverkas av min anosmi och hur jag upplever världen. Problem i vardagen, fördelar och nackdelar, frustration och sorg men även glädje och komik. Men två stora frågor återstår att besvara.

Den första frågan är: Om någon erbjöd mig en behandling som gjorde att jag skulle få ett fullt fungerande luktsinne, skulle jag då tacka ja?

Den som har levt en stor del av sitt liv med dofter och lukter, men plötsligt har förlorat förmågan att känna lukt, svarar nog med ett rungande "Jaaa!!!" och börjar gråta av glädje över att äntligen bli botad. Men jag är inte lika säker. Jag vet inte om jag skulle våga. Och på ett sätt har jag svårt att se poängen med det. Varför skulle jag vilja ha ett sinne som jag aldrig haft och inte förstår?

Jag läste en intressant variant på det här temat på en blogg skriven av en ung kvinnlig anosmiker. Hur skulle hon reagera om någon plötsligt erbjöd henne en magisk dryck som skulle ge henne förmåga att känna doft och lukt? Hon gissade att hon skulle ta emot den, men gömma den på något säkert ställe. Sen skulle hon då och då kika på den, men inte använda den. Bara vetskapen om att möjligheten fanns skulle räcka för att hon skulle fortsätta vara nöjd med sitt liv. Och det är nog ungefär så jag tänker.

Människor som kan känna lukt pratar väldigt ofta om nånting som ni kallar "lukt", men jag vet inte säkert om det verkligen existerar. Jag har i alla fall aldrig upplevt nånting sådant. Så varför skulle jag vilja genomgå en kanske besvärlig behandling för att få en ny förmåga, ett nytt sine som jag inte har en aning om hur det ska användas eller hur det skulle kännas att ha?

Jag tror att när medfödda anosmiker fantiserar om att kunna känna lukt så handlar det inte om att återfå ett luktsinne som man aldrig haft utan om att aldrig ha varit utan det. Om jag plötsligt fick ett luktsinne, hur skulle mitt liv förändras om jag bara kunde känna några lukter, inte alla. Och tänk om min hjärna bara lärde sig att känna dåliga lukter? Eller tänk om alla de miljontals luktreceptorerna drog igång på full fart samtidigt och överöste hjärnan med tusentals olika individuella och för mig helt okända dofter, hur skulle jag då reagera? När man är ett litet barn lär sig hjärnan gradvis att hantera alla sinnesintryck. Men att som vuxen plötsligt få luktsinnet aktiverat skulle förmodligen innebära en enorm mental påfrestning. Jag skulle ju inte ha några referensramar, inte ha något att jämföra med och skulle knappast kunna identifiera alla de doftintryck som plötsligt skulle översvämma min hjärna. Jag skulle antagligen förflyttas från en lugn, trygg, doftlös och ren värld till ett stinkande, smutsigt, mentalt och sinnesmässigt kaos.

Sanningen är ju den att det är helt omöjligt för mig att föreställa mig hur det skulle kännas att ha ett luktsinne, vare sig ett som fungerar perfekt eller bara halvdant. Jag har ingenting att jämföra med. Så trots att min anosmi är en funktionsnedsättning som faktiskt har påverkat mitt liv på många sätt, så skulle jag antagligen säga "Nej tack" om erbjudandet kom. Fast vem vet, för trettio år sen hade jag kanske svarat annorlunda.

Den andra och avslutande frågan är: Hade mitt liv blivit annorlunda om jag hade haft ett fungerande luktsinne? Min anosmi har tveklöst påverkat mitt liv men har den begränsat mig? Har min anosmi gjort att jag avstått från nånting, eller att jag hindrats på något sätt, i min yrkeskarriär, socialt, eller på något annat sätt?

Den frågan är omöjlig att besvara. Jag vet ju inte vad bland mina intressen, sociala kontakter, relationer, utbildning, yrkesval, yrkesmässiga relationer, och så vidare som har påverkats av att jag har medfödd anosmi. Jag vet ju inte om jag hade varit annorlunda som människa om jag hade haft ett fungerande luktsinne sen födseln. Det enda jag vet är att hittills har jag levt hela mitt liv i en värld där det aldrig funnits några lukter, och att min värld kommer förbli luktfri under resten av mitt liv. För det är ju så världen är för mig. Utan lukter.

Jag tillhör den lilla minoritet i världen som har medfödd anosmi. Det brukar beskrivas av andra som en oförmåga att känna lukter, men det är fel. I deras värld kanske det finns dofter, men det gör det inte i den värld jag upplever. Min värld saknar en dimension som finns i deras värld. Den saknar en del av de frestelser som hör samman med mat och godsaker och en del av de störningar som handlar om smuts och föroreningar. Jag riskerar inte att plötsligt bli påmind om händelser ur det förflutna eller om platser jag en gång besökt. Jag lever här och nu och det enda som existerar är det jag ser och hör. Därför upplever jag en värld som är mindre, kanske inte lika vacker men mycket renare än den värld andra upplever. Det kanske gör min värld lite fattigare i andras ögon, men inte för mig.

Det här är min värld, den enda värld jag känner till. En värld utan dofter och lukter.

148

EFTERORD

Den här boken bygger inte bara på mina egna erfarenheter utan också på det jag lärt mig av bloggar, artiklar, vetenskapliga studier och historier som andra anosmiker har berättat för mig. Jag vill tacka alla medlemmar i Facebook-gruppen "Congenital anosmia" för tankar, kommentarer och diskussioner om anosmi, Tina Lemorie för historien om den ishockeyspelande pojkvännen och Jacqueline Kowalczyk för att jag fått låna hennes historia om födelsedagstårtan.

Beskrivningarna av luktsinnet och smaksinnet gör inte anspråk på att vara medicinskt fullständiga och korrekta, utan är till för att ge en översiktlig bakgrund för beskrivningen och förståelsen av anosmi.

De delar som handlar om hur vi uppfattar världen runt omkring oss inspirerades av tankar och idéer som har presenterats av Marta Tafalla vid universitetet i Barcelona, framförallt hennes artikel "A World Without the Olfactory Dimension" (2013, The Anatomical Record 296:1287–1296).

Slutligen vill jag tacka Tom Elliot och Karin-Marijke Vis för redigering av det engelska manuskriptet och att de uppmuntrade mig att publicera den engelska versionen av boken.

TACK FÖR ATT DU LÄST BOKEN!

Jag hoppas att du tyckte om den.
Om du har några frågor får du gärna höra av dig.
En kort recension där du köpte boken skulle verkligen
uppskattas. Det hjälper andra att hitta den.
Lars Lundqvist
anosmia@icloud.com
anosmi.wordpress.com
congenitalanosmia.wordpress.com